National Examination for Phsicians' License

医師国家試験対策

コンパクト・マイナー・ノート
Compact Minor Note

コンパクト・マイナー・ノート編集委員会 編

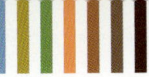

- A 眼科
- B 耳鼻咽喉科
- C 皮膚科
- D 整形外科
- E 精神科
- F 泌尿器科
- G 放射線科

医学評論社

＊正誤情報，発行後の法令改正，最新統計，診療ガイドライン関連の情報につきましては，弊社ウェブサイト（http://www.igakuhyoronsha.co.jp/）にてお知らせいたします。
ご意見，ご質問につきましても上記にて受け付けております。

＊本書の内容の一部あるいは全部を，無断で（複写機などいかなる方法によっても）複写・複製・転載すると，著作権および出版権侵害となることがありますので，ご注意ください。

はじめに

　ここに「コンパクト・マイナー・ノート」をお届けします。本書は国試のマイナー科目で7割得点できることを目標に，企画・執筆されました。

　近年の国試のマイナー科目の内容を詳細に分析してみると，出題される疾患数はそれほど多くはありません。更にはその難易度も易しくなってきています。だからこそ落とせない分野なのです。

　本書は全部で7章より構成されています。1日1章，7日間で完成させるのが目安です。国試直前には必ずや強力なツールとなることと思います。決して後悔のない国試対策をして下さい。

　皆様の成功を願っています。

平成20年8月

編　者

本書の特長と利用法

Compact Minor Note

● 本書の特長

本書は，時間に追われる医学生の「最短ルートでマイナー科目の国試対策を完成させたい」というご要望に応えるべく編集されています。掲載項目を厳選し，「ここだけは押さえておきたい」国試頻出事項を収載。また，「学びやすさ」を念頭に置き，

① 見開き2ページで1項目の見やすい構成
② 解説はシンプルな箇条書きで統一
③ カラー写真を巻頭にまとめずに各ページに配置

等々の工夫を凝らしました。

持ち運びに便利なハンディサイズ（B6判）ですので，余白に追加事項を書き込み，自分だけの学習ツールに仕立てて携帯し，マイナー国試対策の「懐刀」としてご活用ください。

● 本書の構成

原則として左のページには国試に出る重要事項のまとめ（「レクチャー」）を，右のページにはテーマに沿った国試既出問題（「典型問題」）を掲載し，見開き2ページで1セットの構成。「レクチャー」で重要事項を学び，「典型問題」で実際の国試のイメージをつかみましょう。

なお，各章の冒頭では総論の項を設け，左のページに「レクチャー」を，右のページに図解を掲載しています。

● レクチャーについて

まず取り上げるテーマの「概要」を示し，次に実地臨床の流れに沿って「疫学」「分類」「病因」「症状」「検査」「治療」等々について記述しています。効率的な学習を目ざし，全項目を網羅することは避け，重要項目に絞って掲載。

特に覚えておくべき最重要キーワードは色文字で明示。ここを重点的に押さえてください。

用語説明や関連知識に関しては別個に「補足」欄を設けました。

本書の特長と利用法

● 典型問題について

　実際に国試で出題された典型的な内容の良問をピックアップ。第102回国試問題まで収載。左のページで解説された内容が，実際の国試ではどのような形で問われているのかを確かめながら学びましょう。

　国試対策に直結させるべく，出題形式は，現行の形式に合わせてA type（五肢択一形式）あるいはX2 type（五肢択二形式）に統一（改変問題には〔改変〕と明記）。また，必要に応じ「新作問題」を掲載。

　問題文中のキーポイントとなる部分にはアンダーラインを引いてあります。確定診断とリンクさせて覚えておきましょう。

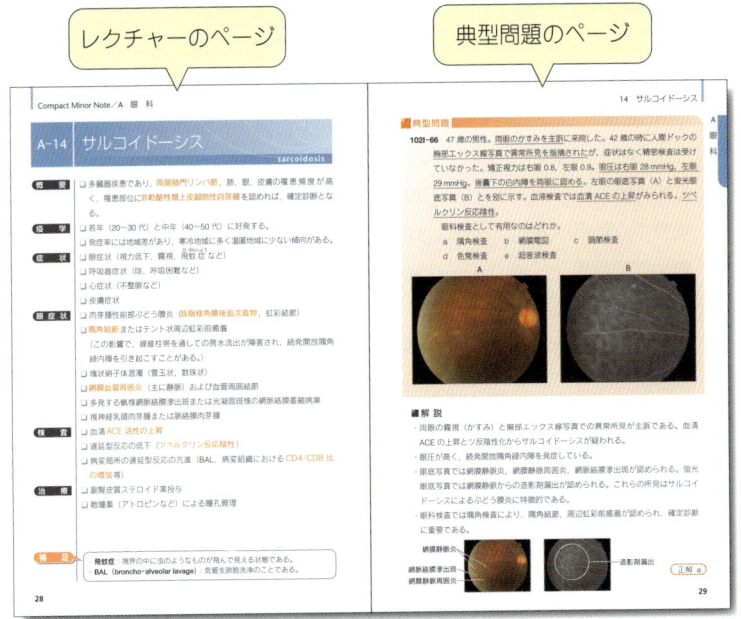

目次

A 眼科

- A-1 眼科総論 ... 2
- A-2 弱視 ... 4
- A-3 調節性内斜視 ... 6
- A-4 ウイルス性結膜炎 ... 8
- A-5 春季カタル ... 10
- A-6 細菌性角膜潰瘍 ... 12
- A-7 角膜ヘルペス ... 14
- A-8 白内障 ... 16
- A-9 原発閉塞隅角緑内障 ... 18
- A-10 原発開放隅角緑内障 ... 20
- A-11 ぶどう膜炎 ... 22
- A-12 Vogt-小柳-原田病 ... 24
- A-13 Behçet病 ... 26
- A-14 サルコイドーシス ... 28
- A-15 交感性眼炎 ... 30
- A-16 網膜中心動脈閉塞症 ... 32
- A-17 糖尿病網膜症 ... 34
- A-18 網膜色素変性症 ... 36
- A-19 中心性漿液性網脈絡膜症 ... 38
- A-20 加齢黄斑変性 ... 40
- A-21 裂孔原性網膜剥離（特発性網膜剥離）... 42
- A-22 網膜芽細胞腫 ... 44
- A-23 視神経管骨折 ... 46

B 耳鼻咽喉科

- B-1 耳鼻咽喉科総論 ① ... 50
- B-2 耳鼻咽喉科総論 ② ... 52
- B-3 耳鼻咽喉科総論 ③ ... 54
- B-4 耳鼻咽喉科総論 ④ ... 56
- B-5 急性中耳炎 ... 58
- B-6 滲出性中耳炎 ... 60
- B-7 慢性中耳炎 ... 62
- B-8 Ménière病 ... 64
- B-9 良性発作性頭位眩暈症 ... 66
- B-10 聴神経腫瘍 ... 68
- B-11 鼻中隔彎曲症 ... 70
- B-12 鼻茸（鼻ポリープ）... 72
- B-13 アレルギー性鼻炎（鼻アレルギー）... 74
- B-14 術後性上顎嚢胞（術後性頬部嚢胞）... 76
- B-15 上顎癌 ... 78
- B-16 舌癌 ... 80
- B-17 扁桃肥大症 ... 82
- B-18 扁桃周囲膿瘍 ... 84
- B-19 扁桃病巣感染症 ... 86
- B-20 上咽頭癌 ... 88
- B-21 下咽頭癌 ... 90
- B-22 耳下腺混合腫瘍（耳下腺多形腺腫）... 92
- B-23 唾石症 ... 94
- B-24 急性喉頭蓋炎 ... 96

B-25	喉頭癌	98	C-21	Gibert ばら色粃糠疹	144
B-26	眼窩底吹き抜け骨折	100	C-22	色素性乾皮症	146

C 皮膚科

C-1	皮膚科総論 ①	104
C-2	皮膚科総論 ②	106
C-3	アトピー性皮膚炎	108
C-4	Kaposi 水痘様発疹症	110
C-5	接触皮膚炎	112
C-6	じんま疹	114
C-7	中毒性表皮壊死剥離症 (TEN 型薬疹, Lyell 型薬疹)	116
C-8	苺状血管腫	118
C-9	神経線維腫症 1 型 (von Recklinghausen 病)	120
C-10	結節性硬化症 (Bourneville-Pringle 病)	122
C-11	基底細胞癌	124
C-12	有棘細胞癌	126
C-13	悪性黒色腫（メラノーマ）	128
C-14	肥満細胞症 (色素性じんま疹)	130
C-15	Celsus 禿瘡	132
C-16	疥癬	134
C-17	尋常性天疱瘡	136
C-18	尋常性乾癬	138
C-19	掌蹠膿疱症	140
C-20	扁平苔癬	142

D 整形外科

D-1	整形外科総論 ①	150
D-2	整形外科総論 ②	152
D-3	手根管症候群	154
D-4	化膿性脊椎炎	156
D-5	強直性脊椎炎	158
D-6	椎間板ヘルニア	160
D-7	後縦靱帯骨化症	162
D-8	大理石骨病	164
D-9	Dupuytren 拘縮	166
D-10	肘内障	168
D-11	上腕骨顆上骨折	170
D-12	先天性股関節脱臼	172
D-13	Perthes 病	174
D-14	変形性股関節症	176
D-15	変形性膝関節症	178
D-16	大腿骨頭壊死症	180
D-17	急性化膿性骨髄炎	182
D-18	化膿性股関節炎	184
D-19	骨肉腫	186
D-20	骨巨細胞腫	188
D-21	大腿骨頸部骨折	190
D-22	骨粗鬆症	192

E 精神科

- E-1 精神科総論 ① ……………… 196
- E-2 精神科総論 ② ……………… 198
- E-3 認知症 ……………… 200
- E-4 アルコール依存症 ……… 202
- E-5 双極性障害 ……………… 204
- E-6 うつ病性障害 …………… 206
- E-7 統合失調症 ……………… 208
- E-8 パニック障害 …………… 210
- E-9 外傷後ストレス障害 …… 212
- E-10 神経性食思不振症 ……… 214
- E-11 ナルコレプシー ………… 216
- E-12 小児自閉症 ……………… 218
- E-13 てんかん ………………… 220

F 泌尿器科

- F-1 泌尿器科総論 ① ………… 224
- F-2 泌尿器科総論 ② ………… 226
- F-3 尿失禁 …………………… 228
- F-4 神経因性膀胱 …………… 230
- F-5 尿路結石 ………………… 232
- F-6 膀胱尿管逆流症 ………… 234
- F-7 急性前立腺炎 …………… 236
- F-8 Cushing 症候群 ………… 238
- F-9 原発性アルドステロン症 240
- F-10 褐色細胞腫 ……………… 242
- F-11 腎細胞癌 ………………… 244
- F-12 腎盂尿管腫瘍 …………… 246
- F-13 膀胱癌 …………………… 248
- F-14 尿膜管癌 ………………… 250
- F-15 前立腺肥大症 …………… 252
- F-16 前立腺癌 ………………… 254
- F-17 精巣腫瘍 ………………… 256
- F-18 腎嚢胞 …………………… 258
- F-19 多発性嚢胞腎 …………… 260
- F-20 馬蹄鉄腎 ………………… 262
- F-21 水腎症 …………………… 264
- F-22 停留精巣 ………………… 266

G 放射線科

- G-1 放射線障害 ……………… 270
- G-2 放射線業務従事者 ……… 272
- G-3 患者の安全 ……………… 274

図版出典 ……………………… 276
索　引 ………………………… 277

A 眼 科

Ophthalmology

1 眼科総論……**2**
2 弱 視……**4**
3 調節性内斜視……**6**
4 ウイルス性結膜炎……**8**
5 春季カタル……**10**
6 細菌性角膜潰瘍……**12**
7 角膜ヘルペス……**14**
8 白内障……**16**
9 原発閉塞隅角緑内障……**18**
10 原発開放隅角緑内障……**20**
11 ぶどう膜炎……**22**
12 Vogt-小柳-原田病……**24**
13 Behçet 病……**26**
14 サルコイドーシス……**28**
15 交感性眼炎……**30**
16 網膜中心動脈閉塞症……**32**
17 糖尿病網膜症……**34**
18 網膜色素変性症……**36**
19 中心性漿液性網脈絡膜症……**38**
20 加齢黄斑変性……**40**
21 裂孔原性網膜剥離（特発性網膜剥離）……**42**
22 網膜芽細胞腫……**44**
23 視神経管骨折……**46**

A-1 眼科総論

introduction to Ophthalmology

構造・機能

眼 球
- 眼球は外膜，中膜，内膜，眼球内容より構成される。
- 外膜は角膜，強膜からなる。
- 中膜はぶどう膜ともいい，虹彩，毛様体，脈絡膜からなる。
- ぶどう膜は血管，神経に富む。
- 内膜は網膜からなる。
- 眼球内容は房水，水晶体，硝子体からなる。
- 角膜，房水，水晶体，硝子体は透光体といい，無血管である。

瞳 孔
- 瞳孔括約筋と瞳孔散大筋により大きさが調節される。
- 瞳孔括約筋は副交感神経支配（動眼神経）である。
- 瞳孔散大筋は交感神経支配である。
- 明るい所では縮瞳し，暗い所では散瞳する。
- 瞳孔径は加齢とともに大きくなる。

視覚伝達経路
- 網膜→視神経→視交叉→視索→視放線→後頭葉視中枢

図 A.1　眼球の全体像

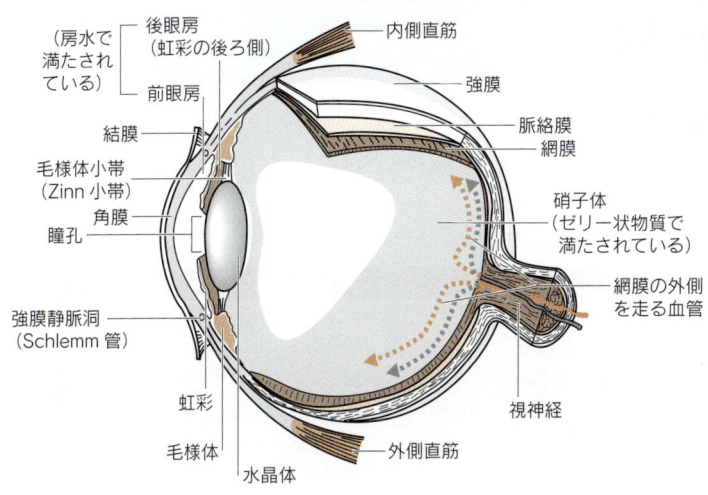

図 A.2　視覚中枢と視覚の伝導

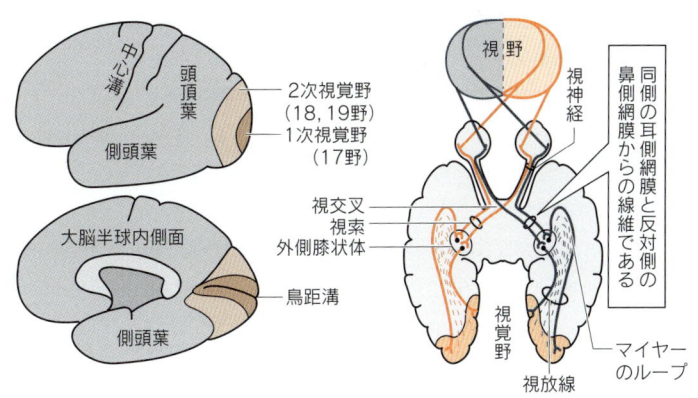

A-2 弱視
amblyopia

概要
- 幼小児期に，視力の発達が障害され，視力が十分に発達しない状態で固定してしまったもので，大人になってから治療しても，視力は発達しない。

分類
- 病因により以下のように分類される。

分類		病因
①斜視弱視		斜視が存在すると，中心窩での固視ができず，視力が発達しない。
②遠視性弱視	不同視弱視	片眼の遠視が強いと，その眼の視力が発達しない。
	屈折性弱視	両眼とも遠視が強く，視力の発達が妨げられる。
③視覚遮断性弱視		先天性眼瞼下垂，先天性白内障，乳幼児期の眼帯の装用などで生じる。刺激遮断性の弱視である。

治療
- 屈折矯正
  →屈折異常の矯正を行う。強度の屈折異常などでは眼鏡よりコンタクトレンズを用いる。
- 健眼遮閉
  →健眼を遮閉して，患眼の神経発達を刺激する。
- 患眼作動
  →健眼遮閉中に患眼を使うために，書字や描画などを行う。
- 手術療法
  →視覚遮断性弱視となる原因疾患（先天性眼瞼下垂，先天性白内障など）は，早期に手術する。

典型問題

101F-13 弱視を**きたしにくい**のはどれか。

a 近 視　b 遠 視　c 不同視
d 斜 視　e 先天性白内障

■ 解 説

・近視では近方はよく見えるため，弱視にはなりにくい。
・遠視では，遠方，近方ともに像が網膜上に結像しないため弱視となる。
・不同視では，遠視がある方の眼が弱視になる。
・斜視を起こしている方の眼が弱視となる。
・先天性白内障では，刺激が入らないため，視覚遮断性弱視となる。

正解 a

A-3 調節性内斜視
accommodative esotropia

概　要
- 遠視が存在する小児において，遠視の度が強くなると，はっきり見るために強い調節を必要とし，その調節に伴う輻湊のために内斜視になるものをいう。
- 裸眼では眼位が内斜を示すが，眼鏡によって遠視を矯正すると，眼位は正位となる。

治　療
- 完全矯正の眼鏡装用
- 斜視が眼鏡によって完全に消失すれば，手術の適応はない。

補　足
- **輻湊**：眼前を注視するときの，左右の眼球が内転して「寄り目」の状態となる運動のことである。一方，遠方視の際の眼球の外転運動は「開散」と呼ぶ。

典型問題

95D-8 4歳の男児。1歳ころから眼が時々内側に寄ることがあったが、最近になって増悪したので来院した。視力は右 0.1（1.0×＋4.00D），左 0.1（1.0×＋5.50D）。眼球運動に異常はみられない。眼鏡非装用時（A）と眼鏡装用時（B）との眼位の写真を別に示す。

考えられる疾患はどれか。

a 偽斜視　　　b 内斜位　　　c 先天内斜視
d 調節性内斜視　　　e 外転神経麻痺

A
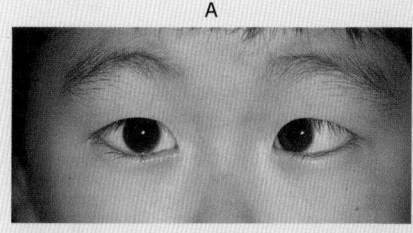

B
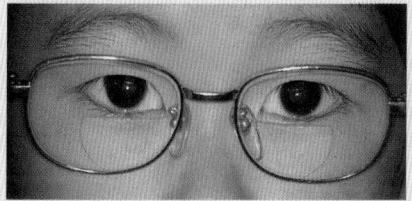

■解 説

・眼鏡装用にて左眼の内斜が矯正されているので，調節性内斜視が考えられる。

正解 d

A-4 ウイルス性結膜炎

viral conjunctivitis

概要

☐ 感染力が強く，プールで集団感染を起こす。

	潜伏期	発熱	ウイルス	症状	学校伝染病
流行性角結膜炎 （はやり目）	7〜10日	（−）	アデノ	充血 球結膜の浮腫 眼瞼腫脹 眼脂 結膜の濾胞形成 耳前リンパ節腫脹	学校医等が，伝染のおそれがないと認めるまで，出席停止。
咽頭結膜熱 （プール熱）	5〜7日	（＋）	アデノ	発熱 咽頭炎 結膜炎	主要症状が消退した後2日を経過するまで出席停止。
急性出血性結膜炎	1〜2日	（−）	エンテロ	結膜下出血 眼痛 羞明	学校医等が，伝染のおそれがないと認めるまで，出席停止。

治療

☐ 生活指導が中心。

①頻回の手洗い
②タオルの個別使用，煮沸消毒
③家族より後の入浴
④プールでの水泳禁止
⑤コンタクトレンズの使用を避ける

補足

・**眼脂**：眼表面からの分泌物，つまり「目やに」のことである。
・**羞明**：普通の光を異常にまぶしく感じる状態である。

4 ウイルス性結膜炎

典型問題

93D-24 34歳の男性。昨日から左眼の充血，眼脂および流涙を認め，今朝から右眼にも同様の症状が出現したため来院した。左耳前リンパ節の腫脹と圧痛とを認める。外眼部写真を別に示す。

患者にまず伝えなければならないのはどれか。

a 細菌性角膜炎の発症
b 緑内障の発症
c 性交渉による他人への感染
d 接触による他人への感染
e 全身状態の悪化

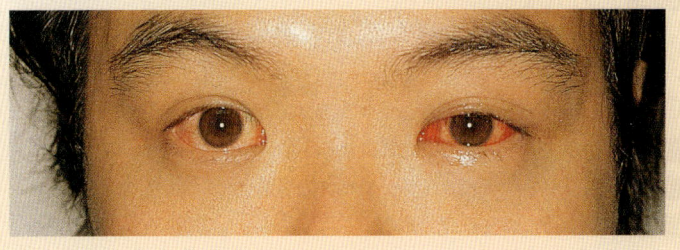

■解説

・充血，眼脂，流涙，リンパ節腫脹より，流行性角結膜炎が考えられる。

正解 d

A-5 春季カタル
vernal conjunctivitis

概要
- 春から夏にかけて増悪し,冬に寛解するアレルギー性結膜炎である。
- 眼脂の塗抹標本から,多数の好酸球や飛散した好酸顆粒がみられる。
- アトピー性皮膚炎が約8割にみられる。

疫学
- 学童期〜思春期の男子に多い。

分類
- 眼瞼型
  → 上眼瞼結膜の石垣状乳頭が特徴的。
- 眼球型
  → 上部輪部に肥厚したケラチン状の浸潤。

病因
- 花粉,塵埃(じんあい),ダニなどによるⅠ型アレルギーが関与する。

症状
- 瘙痒感,羞明,流涙,粘稠性の眼脂

治療
- 抗アレルギー薬点眼
- 副腎皮質ステロイド薬点眼

5 春季カタル

典型問題

101G-55 13歳の男子。両眼の強い瘙痒と異物感とを主訴に来院した。視力は右0.7（矯正不能），左0.8（矯正不能）。右上眼瞼を翻転した写真を別に示す。左眼も同様の所見である。

診断はどれか。

a 花粉症
b 結膜結石
c 春季カタル
d 流行性角結膜炎
e クラミジア結膜炎

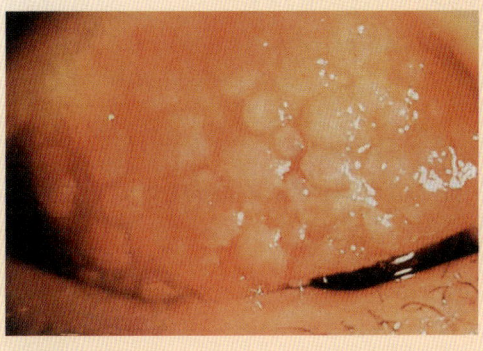

■解説

・写真では，春季カタルに特徴的な石垣状乳頭がみられる。

正解 c

A-6 細菌性角膜潰瘍
bacterial corneal ulcer

概　要
- コンタクトレンズ装用や角膜の外傷などが原因となり，角膜上皮が障害され，細菌感染が生じる。
- 角膜中央に円形の潰瘍が生じ，角膜周囲，深層に波及して穿孔することがある。
- 匐行性角膜潰瘍とも呼ばれる。

病　因
- 起炎菌としては，緑膿菌，肺炎球菌，黄色ブドウ球菌，モラクセラが多い。

症　状
- 前房蓄膿，角膜周囲の充血，眼痛，視力障害
  → 肺炎球菌によるものは前房蓄膿を伴うことが多い。

治　療
- 広域スペクトルを持つ抗菌薬の大量投与を，全身的かつ局所的に行う。

補　足
- 前房蓄膿は（国試的には），Behçet病，細菌性角膜潰瘍，真菌性角膜潰瘍の3つである。

6 細菌性角膜潰瘍

典型問題

102 I-69 23歳の女性。右眼の痛みと充血とを主訴に来院した。4年前からソフトコンタクトレンズを常用している。3日前から右眼の異物感と充血とがあったが,そのままコンタクトレンズを装用していた。昨夜,コンタクトレンズをはずした後,眼痛が強くなった。病変部の擦過物塗抹検鏡検査でグラム陰性桿菌が検出された。右眼の細隙灯顕微鏡写真を別に示す。

起因菌として考えられるのはどれか。

a 淋菌　b 大腸菌　c レジオネラ菌
d 緑膿菌　e クラミジア

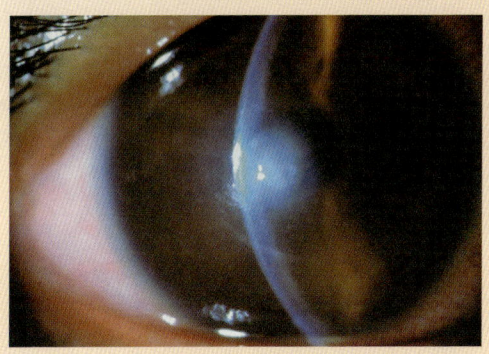

■解説

・右眼の眼痛,異物感,充血を主訴として来院した。画像では角膜潰瘍が認められ,病変部の擦過物塗抹検鏡検査でグラム陰性桿菌が検出されている。また,問診よりコンタクトレンズ装用が原因として考えられる。

・細菌性角膜潰瘍の起炎菌として,緑膿菌,肺炎球菌,黄色ブドウ球菌,モラクセラが多い。この中で,グラム陰性桿菌であり,選択肢にあるのは緑膿菌である。

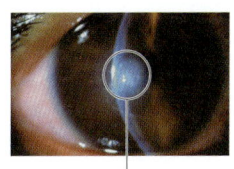

円形の潰瘍

正解 d

A-7 角膜ヘルペス

herpetic keratitis

概　要
- 単純ヘルペスウイルス（HSV）による角膜炎である。
- 上皮型で始まり，再発を繰り返すうちに，実質型に移行することが多い。

症　状
- 眼痛があるにもかかわらず，角膜知覚低下がみられる（有痛性知覚鈍麻）。

分類・治療
- 上皮型と実質型の 2 つに大別される。

	特　徴	治　療
上皮型	樹枝状角膜炎，地図状角膜炎などウイルスの増殖が主体	抗ウイルス薬（アシクロビル眼軟膏）
実質型	円板状角膜炎，壊死性角膜炎などウイルス抗原への免疫反応が主体	ステロイド薬の点眼，内服（実質の瘢痕形成を最小限にする）

7 角膜ヘルペス

典型問題

96D-55 50歳の男性。数日前からの右眼の視力低下と痛みとを主訴に来院した。視力は右 0.3（矯正不能），左 1.2（矯正不能）。右前眼部写真（A）とフルオレセイン生体染色前眼部写真（B）とを別に示す。左眼に異常はみられない。この疾患でみられるのはどれか。

a 散　瞳　　　　　　b 角膜知覚低下
c 前（眼）房混濁　　d 水晶体混濁
e 眼圧上昇

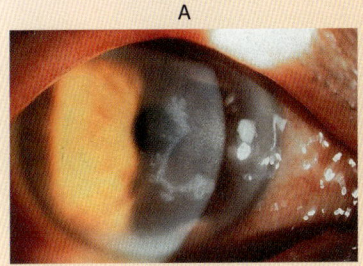 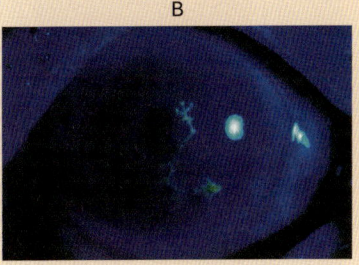

■解　説

・樹枝状角膜炎がみられ，角膜ヘルペスが考えられる。

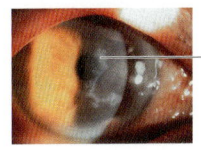 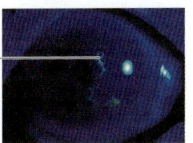
　　　　　　　　樹枝状角膜炎

正解 b

A-8 白内障

cataract

概要
- 水晶体が混濁した状態である。

症状
- 視力障害，霧視，羞明

病因
- 様々な要因で白内障が生じる。

①老人性白内障	加齢現象による
②先天性白内障	先天性風疹症候群など，遺伝性や胎内感染によって生じる
③外傷性白内障	眼外傷によって水晶体の混濁が生じる
④併発白内障	ぶどう膜炎，網膜剥離など
⑤糖尿病白内障	糖尿病の合併症
⑥ステロイド白内障	副腎皮質ステロイド薬の副作用
⑦放射線白内障	放射線曝露により生じる水晶体の混濁
⑧赤外線白内障	ガラス工や炉前作業者にみられる
⑨全身疾患に伴う白内障	アトピー性皮膚炎，Down症候群など

治療
- 白内障治療薬
  → 進行例には無効で，進行予防目的で使われる。
- 手術療法
  → 眼内レンズ挿入術

補足
- 霧視：視界に霧がかかったように感じる状態である。

8 白内障

典型問題

101A-9 80歳の女性。視力低下を主訴に来院した。最近，身の回りのことができにくくなっている。視力は右眼 0.08（0.1×−3.0D），左眼 0.07（0.2×−3.0D）。眼底に異常を認めない。散瞳薬点眼後の右眼の細隙灯顕微鏡写真を別に示す。左眼にも同様の所見がみられる。

対応として最も適切なのはどれか。

a 経過観察
b 硝子体切除術
c ビタミンA内服
d 副腎皮質ステロイド薬点眼
e 水晶体超音波乳化吸引・眼内レンズ挿入術

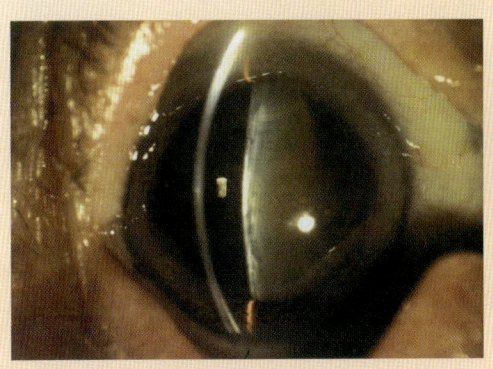

解 説

・水晶体が混濁していて，白内障が考えられる。

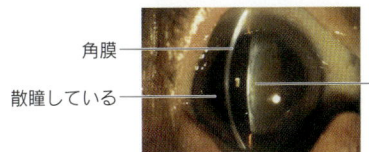

角膜
散瞳している
混濁した水晶体

正解 e

A-9 原発閉塞隅角緑内障

primary closed angle glaucoma（PCAG）

概　要
- 浅前眼房で狭隅角の眼に発症する緑内障である。
- ストレスや近業作業などにより，眼圧が急激に上昇する発作（緑内障発作）がある。
- 放置すると，早い時期に失明することが多い。

疫　学
- 女性に多く，高齢者に好発する。

症　状
- 発作時
  → 高眼圧，頭痛，視野異常，悪心，嘔吐，眼痛，視力低下，流涙，瞳孔散大，浅前眼房，充血，隅角の閉塞，角膜浮腫

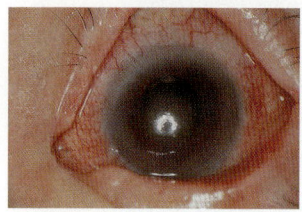

緑内障発作時の前眼部写真
→瞳孔散大，結膜充血，角膜浮腫を認める

- 非発作時
  → 全く症状がないことが多く，眼圧も正常である。

治　療
- 散瞳の原因を避ける。
- レーザー虹彩切開術
  → 前眼房と後眼房との間に側副路を作っておく。
- 薬物療法（発作時）
  → マンニトール（高張浸透圧薬），ピロカルピン，炭酸脱水酵素阻害薬

補　足
- 眼圧の基準値は 10〜20 mmHg であり，30 mmHg 以上では高眼圧である。

9 原発閉塞隅角緑内障

典型問題

101D-24 63歳の女性。頭痛，嘔気および右眼の霧視と充血とを主訴に来院した。処置をして2時間後に症状の改善が得られた後，レーザーを用いて再発予防手術を行った。術後の右前眼部写真を別に示す。

初診時に行った処置はどれか。

a 抗菌薬点眼
b 散瞳薬点眼
c β遮断薬経口投与
d 浸透圧利尿薬点滴
e 副腎皮質ステロイド薬点滴

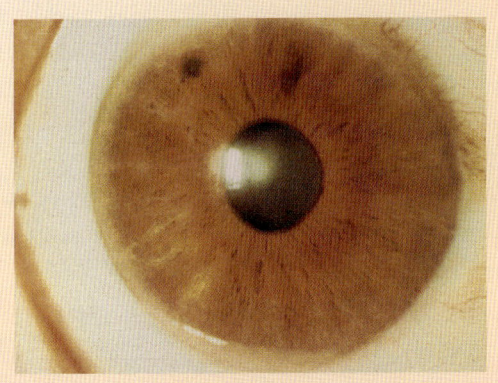

■ 解説

・急性緑内障発作が考えられる。
・写真ではレーザー虹彩切開術による孔がみられる。

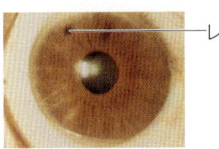

レーザー孔

・急性緑内障発作では，急激な眼圧降下が必要なため，高張浸透圧薬（マンニトールなど）の点滴を行う。

正解 d

A-10 原発開放隅角緑内障
primary open angle glaucoma（POAG）

概要
- 高眼圧を主因として，ゆっくりと視神経線維が障害され，慢性的な経過をとる。
- 進行とともに視野の欠損が拡大し，黄斑部に達すると，急激に視力が低下する。
- 眼圧の日内変動が大きいが，緑内障発作のような著しい眼圧上昇はまれである（眼圧の日内変動幅が 5 mmHg 以上なら緑内障を疑う）。

症状
- 初期には自覚症状に乏しく，ほとんどの患者は無症状である。
- 周辺視野の鼻側狭窄，虹輪視，傍中心暗点，視神経乳頭陥凹

治療
- 薬物療法
  → プロスタグランジン関連薬（副作用が少ないため第一選択薬となる）
  → β遮断薬，ピロカルピン，エピネフリン，炭酸脱水酵素阻害薬
- 手術療法
  → 線維柱帯切除術（トラベクレクトミー），線維柱帯切開術（トラベクロトミー）

補足
- **虹輪視**：光源の周りに輪が見える症状である。
- β遮断薬は，気管支喘息，心不全，徐脈，房室ブロックに禁忌である。

10 原発開放隅角緑内障

典型問題

98 I-27 50歳の男性。人間ドックの眼底検査で視神経乳頭の異常を指摘され来院した。視力は右1.2（矯正不能），左1.2（矯正不能）。<u>眼圧は右22 mmHg，左24 mmHg</u>。右の眼底写真を別に示す。左眼も同様の所見である。

最も考えられる症候はどれか。

a 眼痛　　b 羞明　　c 光視症
d 視野異常　　e 色覚異常

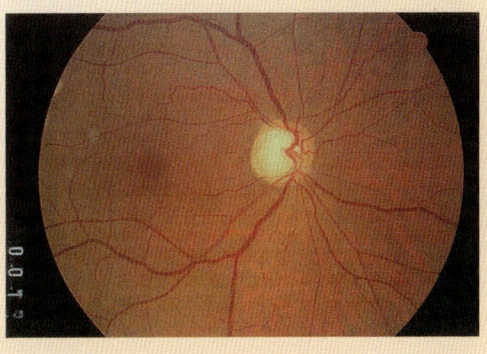

■解説

・乳頭陥凹がみられる。

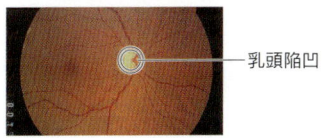

乳頭陥凹

・正常よりやや高めな眼圧である。
・原発開放隅角緑内障が考えられ，視野異常が予想される。

正解 d

A-11 ぶどう膜炎

uveitis

概要
- 前部が障害される虹彩毛様体炎と，後部が障害される網脈絡膜炎とに分類される。

病因
- 感染症
  → 眼部帯状疱疹（水痘・帯状疱疹ウイルス），トキソプラズマ症
- アレルギー性または免疫性疾患
  → Behçet 病，Vogt-小柳-原田病，サルコイドーシス
  （この 3 疾患を 3 大ぶどう膜炎という）

治療
- 局所の安静
- アトロピン
  → 虹彩後癒着を防止する。
- 副腎皮質ステロイド薬点眼

補足
- **ぶどう膜**：虹彩，毛様体，脈絡膜の総称である。

11 ぶどう膜炎

典型問題

97B-48〔改変〕 ぶどう膜炎をきたすのはどれか。2つ選べ。
　　a　加齢黄斑変性　　　b　側頭動脈炎　　　c　多発性硬化症
　　d　サルコイドーシス　　e　Behçet病

・アレルギー性または免疫性疾患によるぶどう膜炎として，Behçet病，Vogt-小柳-原田病，サルコイドーシスがある。

正解 d, e

典型問題

87A-39〔改変〕 ぶどう膜炎をきたすのはどれか。2つ選べ。
　　a　眼部帯状疱疹　　　b　トキソプラズマ症　　　c　側頭動脈炎
　　d　多発性硬化症　　　e　網膜色素変性症

・感染症によるぶどう膜炎として，眼部帯状疱疹，トキソプラズマ症がある。

正解 a, b

A-12 Vogt-小柳-原田病 (フォークト)
Vogt-Koyanagi-Harada disease

概要
- メラニン細胞に対する自己免疫疾患で，病変はメラニン細胞の局在する部位に発症する。

疫学
- 東洋人に多く，HLA-DR4，HLA-DR53 との相関が知られている。
- 男性は 20～40 歳代，女性は 30～50 歳代に多い。

症状
- 前駆症状として，数日～1 か月前に，感冒症状，髄膜炎症状がある。
- 毛髪の白変，皮膚の白斑，髄膜炎を伴う頭痛，内耳障害（耳鳴り，めまい，難聴），両眼ぶどう膜炎など。
- 回復期にみられる夕焼け状眼底は，網膜色素上皮や脈絡膜のメラニン色素が脱失したため，脈絡膜の血液の色が直接観察されることによる。

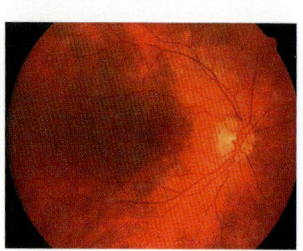

検査
- 蛍光眼底造影
  → 漿液性網膜剥離の診断
- 髄液検査
  → 髄液細胞数増加

治療
- 副腎皮質ステロイド薬大量療法/パルス療法

補足
・ステロイド療法により予後は良好であるが，適切な治療が行われないと，再発を繰り返す遷延型に移行することがある。

12 Vogt-小柳-原田病

典型問題

91E-16 46歳の女性。5日前から微熱と頭痛とが続いている。今朝, 目が覚めたとき耳鳴と両眼の視力低下とに気付いて来院した。初診時, 視力は右0.1 (0.8×+3.00D), 左0.08 (0.7×+3.50D)。眼圧は両眼15 mmHg。結膜, 角膜, 水晶体および硝子体に異常はないが, 両眼とも前房に細胞を認める。右眼底写真 (A) と右蛍光眼底造影写真 (B) とを別に示す。

診断はどれか。

a Behçet病　　　b Vogt-小柳-原田病　　　c トキソプラズマ症
d サルコイドーシス　　　e 脈絡膜血管腫

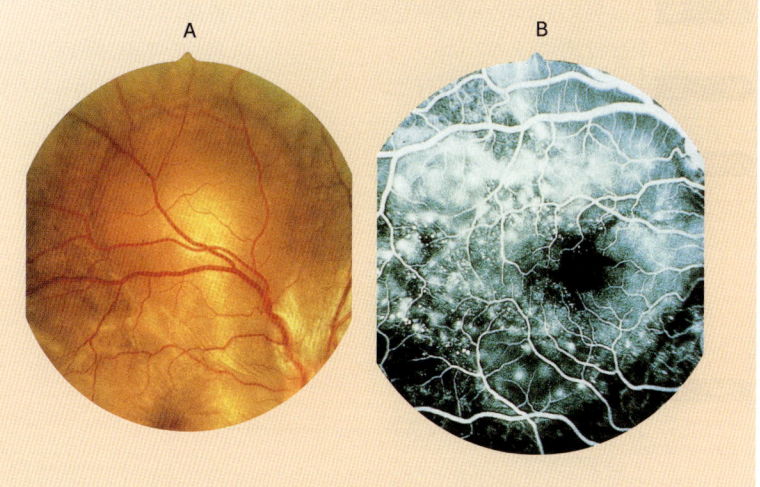

■ 解 説

・眼底写真では, 円状の浮腫 (漿液性網膜剥離) がみられ, しわがよっている。蛍光眼底造影写真では, 点状の漏出がみられる。Vogt-小柳-原田病の所見である。

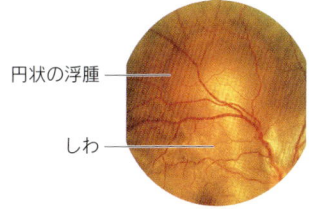
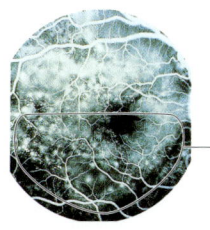

円状の浮腫
しわ
点状の漏出

正解 b

A-13 Behçet病 (ベーチェット)

Behçet's disease

概　要
- 多臓器侵襲性の難治性疾患であり，急性炎症性発作を繰り返すことを特徴とする。
- 口腔粘膜のアフタ性潰瘍，皮膚症状，眼のぶどう膜炎，外陰部潰瘍を主症状とする。
- 失明率が高い。

疫　学
- 男女差はほとんどなく，20歳代後半から40歳代に好発する。
- 世界的な分布では，シルクロードに沿った帯状の地域に偏っている。

病　因
- 病因は未だ不明であるが，HLA-B51の陽性率が高いことが知られている。

診断基準
- 主症状

> ①口腔粘膜の再発性アフタ性潰瘍
> ②皮膚症状（結節性紅斑，針反応，ひげそり後の発赤など）
> ③眼症状（ぶどう膜炎が主体で，再発性前房蓄膿性虹彩炎は，特異性が高い）
> ④外陰部潰瘍

治　療
- 生活指導
  →バランスのとれた食事，ストレスの軽減。
- 薬物療法
  →症状に応じて，アトロピン点眼，副腎皮質ステロイド薬，コルヒチン，免疫抑制薬の投与。

典型問題

92E-3 45歳の男性。1週前から両眼の視力低下が出現し，次第に悪化してきたため来院した。右眼の前眼部写真を別に示す。

最も考えられるのはどれか。

a Behçet病
b 細菌性眼内炎
c 角膜細菌感染症
d サルコイドーシス
e Vogt-小柳-原田病

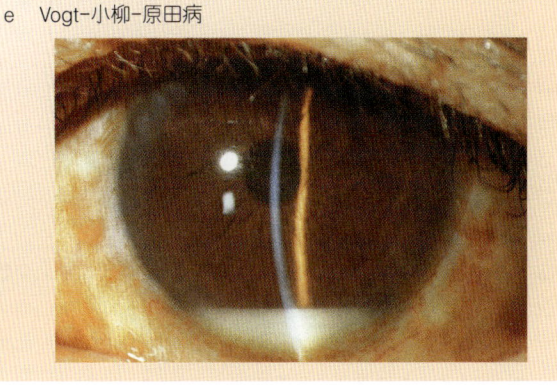

■解 説

・前眼部写真では，前房蓄膿がみられる。

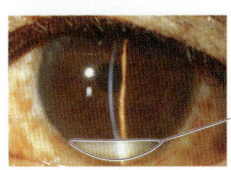

前房蓄膿

・角膜は正常であるので，Behçet病が考えられる。

正解 a

A-14 サルコイドーシス
sarcoidosis

概　要
- 多臓器疾患であり，両側肺門リンパ節，肺，眼，皮膚の罹患頻度が高く，罹患部位に非乾酪性類上皮細胞性肉芽腫を認めれば，確定診断となる。

疫　学
- 若年（20〜30代）と中年（40〜50代）に好発する。
- 発症率には地域差があり，寒冷地域に多く温暖地域に少ない傾向がある。

症　状
- 眼症状（視力低下，霧視，飛蚊症など）
- 呼吸器症状（咳，呼吸困難など）
- 心症状（不整脈など）
- 皮膚症状

眼症状
- 肉芽腫性前部ぶどう膜炎（豚脂様角膜後面沈着物，虹彩結節）
- 隅角結節またはテント状周辺虹彩前癒着
  （この影響で，線維柱帯を通しての房水流出が障害され，続発開放隅角緑内障を引き起こすことがある。）
- 塊状硝子体混濁（雪玉状，数珠状）
- 網膜血管周囲炎（主に静脈）および血管周囲結節
- 多発する蝋様網脈絡膜滲出斑または光凝固斑様の網脈絡膜萎縮病巣
- 視神経乳頭肉芽腫または脈絡膜肉芽腫

検　査
- 血清ACE活性の上昇
- 遅延型反応の低下（ツベルクリン反応陰性）
- 病変局所の遅延型反応の亢進（BAL，病変組織におけるCD4/CD8比の増加等）

治　療
- 副腎皮質ステロイド薬投与
- 散瞳薬（アトロピンなど）による瞳孔管理

補　足
- 飛蚊症：視界の中に虫のようなものが飛んで見える状態である。
- BAL（broncho-alveolar lavage）：気管支肺胞洗浄のことである。

14 サルコイドーシス

典型問題

102 I-66 47歳の男性。両眼のかすみを主訴に来院した。42歳の時に人間ドックの胸部エックス線写真で異常所見を指摘されたが、症状はなく精密検査は受けていなかった。矯正視力は右眼0.8、左眼0.9。眼圧は右眼28 mmHg、左眼29 mmHg。後嚢下の白内障を両眼に認める。左眼の眼底写真（A）と蛍光眼底写真（B）とを別に示す。血液検査では血清ACEの上昇がみられる。ツベルクリン反応陰性。

眼科検査として有用なのはどれか。

a 隅角検査　b 網膜電図　c 調節検査
d 色覚検査　e 超音波検査

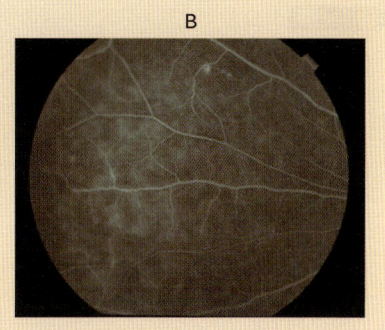

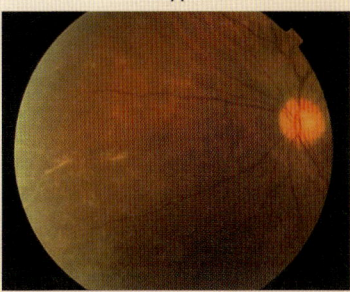

解説

・両眼の霧視（かすみ）と胸部エックス線写真での異常所見が主訴である。血清ACEの上昇とツ反陰性化からサルコイドーシスが疑われる。
・眼圧が高く、続発開放隅角緑内障を発症している。
・眼底写真では網膜静脈炎、網膜静脈周囲炎、網脈絡膜滲出斑が認められる。蛍光眼底写真では網膜静脈からの造影剤漏出が認められる。これらの所見はサルコイドーシスによるぶどう膜炎に特徴的である。
・眼科検査では隅角検査により、隅角結節、周辺虹彩前癒着が認められ、確定診断に重要である。

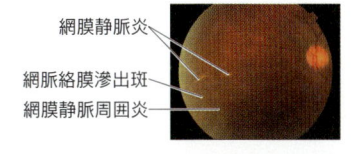

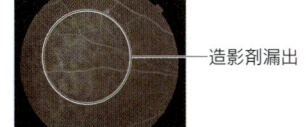

網膜静脈炎
網脈絡膜滲出斑
網膜静脈周囲炎

造影剤漏出

正解 a

A-15 交感性眼炎
sympathetic ophthalmia

概要
- 一眼に穿孔性外傷を受け，ぶどう膜損傷を受けた後に，3~4週して外傷を受けていない方の眼（健眼）に，Vogt-小柳-原田病類似の急性びまん性ぶどう膜炎を発症するものである。
- 穿孔創に虹彩，毛様体などが嵌入したときに生じやすく，両眼の高度視力障害をきたす。
- ぶどう膜組織の隔絶抗原の流出による，自己免疫疾患である。

治療
- 副腎皮質ステロイド薬の全身および局所投与。
- アトロピン点眼
  →ぶどう膜炎に対して。
- 健眼のぶどう膜炎が重症な場合
  →外傷を受けた眼の摘出を考慮する。

補足
- **隔絶抗原**：正常組織内に存在しながら，解剖学的，生理学的に免疫系から隔離され，自己に対する免疫寛容が成立していない抗原のことであり，精子や水晶体がこれにあたる。

15 交感性眼炎

典型問題

88D-42〔改変〕 20歳の男性。作業中,右眼に針金が当たり,3日後に右眼痛が強くなったため来院した。右眼視力は眼前手動弁。角膜裂傷と虹彩脱出とがあったため直ちに入院させ虹彩切除術と角膜縫合術とを行った。その1か月後,左眼に虹彩炎を起こした。左眼の眼底写真を別に示す。

適切な治療法はどれか。2つ選べ。

a 左眼アトロピン点眼　　b レーザー虹彩切除術
c 抗菌薬全身投与　　　　d 左眼硝子体手術
e 右眼球摘出術

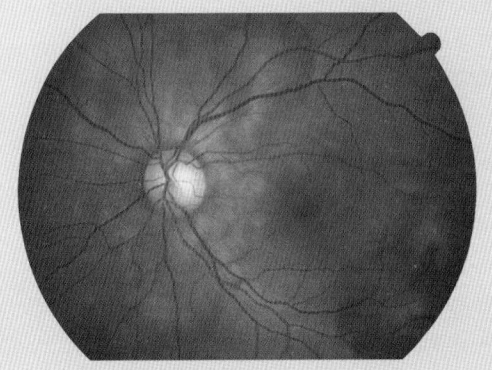

■ 解 説

・眼底写真では,網膜の浮腫状混濁がみられ,交感性眼炎が考えられる。

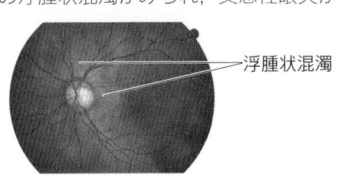

浮腫状混濁

・交感性眼炎の治療として,ステロイド薬の全身および局所投与,アトロピン点眼を行う。また,健眼のぶどう膜炎が重症な場合は,外傷を受けた眼の摘出を行う。

正解 a, e

A-16 網膜中心動脈閉塞症
central retinal artery occlusion

概 要
- 網膜中心動脈の基幹,あるいは分枝の閉塞である。
- 30分以上の虚血で,不可逆的変化が起こる。

疫 学
- 中年以降に好発する。

症 状
- 急激な片側性の視力低下。
  (症状の発現時間を,分単位ではっきり言えるような,急激な発症である)

病 因
- 動脈硬化の血栓形成,動脈攣縮,塞栓症など。

検 査
- 眼底所見
  →動脈は著しく細くなり,数時間後には網膜が浮腫により乳白色に混濁する。
  (黄斑部は赤色に残り cherry red spot と呼ばれる特徴的な所見を示す)
- 蛍光眼底造影写真
  →障害された動脈への蛍光色素の出現時間の遅延。

治 療
- 眼球マッサージ
  →網膜血管の循環をよくする。
- 血管拡張薬
  →亜硝酸アミルの吸入を行い,網膜血管の拡張を図る。
- 血栓溶解薬の投与
- 高圧酸素療法
- 星状神経節ブロック

16 網膜中心動脈閉塞症

典型問題

96D-9 65歳の男性。左眼の急激な視力障害を訴えて来院した。視力は右1.2（矯正不能），左光覚弁（矯正不能）。左の眼底写真（A）と色素静注後30秒の蛍光眼底造影写真（B）とを別に示す。右眼の眼底には異常はみられない。
考えられるのはどれか。

a 急性緑内障
b Vogt-小柳-原田病
c 網膜剥離
d 加齢黄斑変性
e 網膜動脈閉塞症

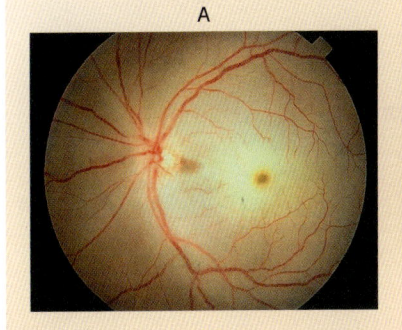

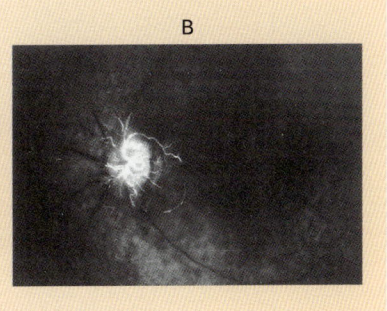

■解説

・眼底写真では，黄斑中心窩が赤くなる cherry red spot がみられる。

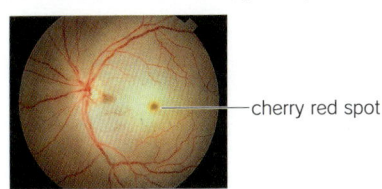

cherry red spot

・蛍光眼底造影写真では，動脈への造影剤が途中で途絶えている。

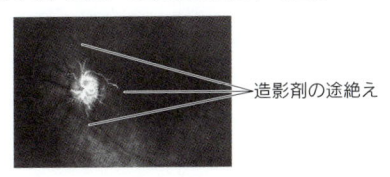

造影剤の途絶え

正解 e

A-17 糖尿病網膜症

diabetic rentinopathy

分類・治療

- 光凝固治療をいつから行うかという視点で, 3つのStageに分類される。

Stage	眼底所見	治療
単純網膜症	毛細血管瘤 点状出血 斑状出血 硬性白斑	血糖コントロール
増殖前網膜症	軟性白斑 網膜内毛細血管異常 静脈異常	血糖コントロール 網膜光凝固術
増殖網膜症	新生血管 硝子体出血 牽引性網膜剥離	汎網膜光凝固術 硝子体出血や網膜剥離がある場合は, 硝子体手術が適応

17 糖尿病網膜症

典型問題

101A-10 43歳の男性。右眼の飛蚊症を主訴に来院した。36歳時に糖尿病を指摘され，治療を勧められたが放置していた。右眼の矯正視力は1.0，眼圧は20 mmHg。水晶体に軽度の混濁を認める。右眼底写真を別に示す。
治療として最も適切なのはどれか。

a 強膜内陥術
b 水晶体摘出術
c 網膜光凝固術
d 線維柱帯切除術
e 抗プラスミン薬投与

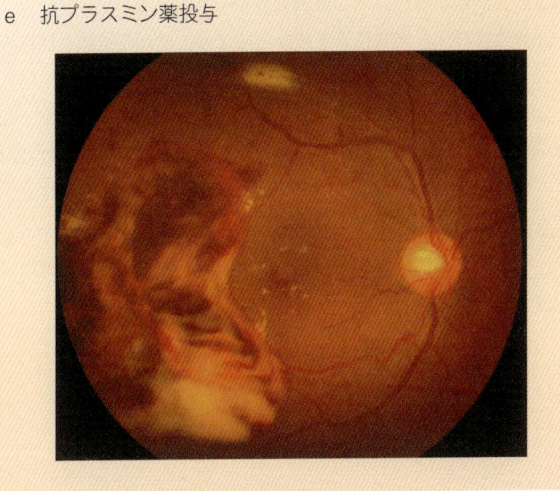

■解説

・眼底写真では，点状出血，斑状出血，硬性白斑，軟性白斑が認められる。

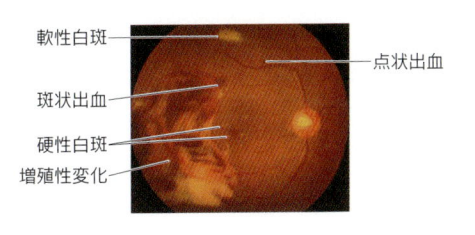

軟性白斑
点状出血
斑状出血
硬性白斑
増殖性変化

・糖尿病網膜症が考えられる。

正解 c

A-18 網膜色素変性症
retinitis pigmentosa

概　要
- 網膜視細胞が進行性に変性する遺伝性疾患の総称である。

病　因
- 常染色体劣性遺伝が多く，両親に血族結婚がみられることが多い。

疫　学
- 10〜20歳代に好発する。

症　状
- 夜盲，輪状暗点，求心性視野狭窄で発症する。
- 変性は杆体と網膜色素上皮から始まり，やがて錐体と脈絡膜に及び失明する。

検　査
- 視野検査
  →初期には変化はないが，進行すると輪状暗点，求心性視野狭窄がみられる。
- 眼底所見
  →眼底上周辺網膜に骨小体様を特徴とする色素斑が出現する。
- 網膜電図（ERG）
  →波形は平坦となる。

補　足
・網膜にある視細胞のうち，杆体細胞はおもに明暗を，錐体細胞はおもに色を感じるといわれている。したがって，まず杆体が変性する網膜色素変性症では夜盲が初期症状となりやすい。

典型問題

94E-23 20歳の女性。晴天の日，洞窟に入ったところ，しばらくしても真っ暗で身動きができず，友人に異常を指摘されて来院した。視力は右 0.05（1.0×－4.50D），左 0.04（0.9×－5.50D）。眼圧は右 12 mmHg，左 12 mmHg。眼底写真（A）と網膜電図〈ERG〉（B）とを別に示す。

最も考えられるのはどれか。

a ぶどう膜炎　　b 黄斑変性　　c 糖尿病網膜症
d 網膜色素変性　e 中心性漿液性網脈絡膜症

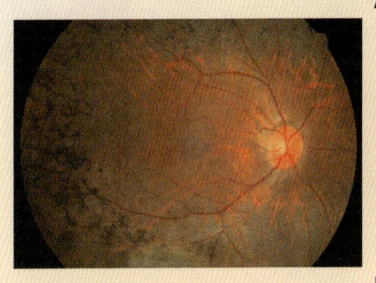

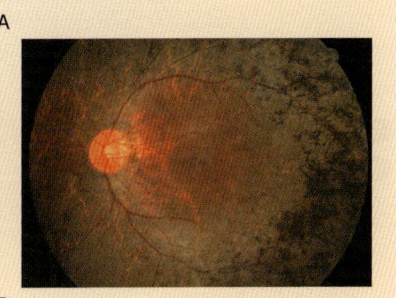

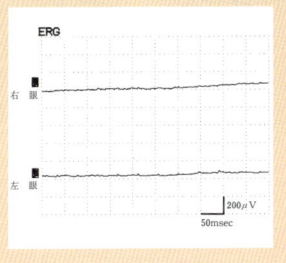

解 説

- 洞窟に入った時のエピソードは，夜盲症を示している。
- 眼底写真では，骨小体様の色素斑を認める。

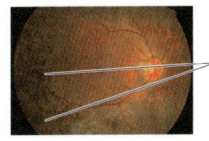

骨小体様色素斑

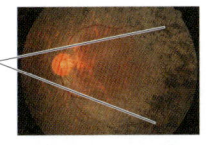

- 網膜電図では波形がフラットになっている。

正解 d

A-19 中心性漿液性網脈絡膜症
central serous chorioretinopathy

概　要
- 黄斑部に限局した円形の滲出液貯留による，扁平な網膜剥離である。

疫　学
- 30歳前後の男性に好発し，片眼性である。

病　因
- ストレスによる血管網膜関門の障害が考えられている。

検　査
- 蛍光眼底造影写真
  → 脈絡膜からのリークを網膜下に認める。
    （右写真：噴水状のリーク）

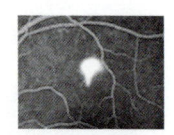

症　状
- 軽度の視力低下，中心暗点，変視症，小視症

治　療
- 経過観察
  → 自然治癒が起こることが多い。
- 視力低下が著しい場合
  → リークしている部位を光凝固。
- 黄斑窩に近い場合
  → 無理に光凝固せず，薬物療法（血管拡張薬）を行う。

補　足
- **中心暗点**：視野の中心部が見えにくいか見えない状態のことである。
- **変視症**：物が歪んで見える状態のことである。
- **小視症**：物が小さく見える状態のことである。

19 中心性漿液性網脈絡膜症

典型問題

90D-22 40歳の男性。プロゴルファー。試合中に右眼で物がゆがんで見え、距離感がつかめなくなったと訴えて来院した。視力は右0.7（1.0×＋1.50D）、左1.2（矯正不能）。眼圧は両眼とも14mmHg。両眼の前眼部と中間透光体とに異常はない。眼底写真（A）と蛍光眼底造影写真（B）とを別に示す。

考えられるのはどれか。

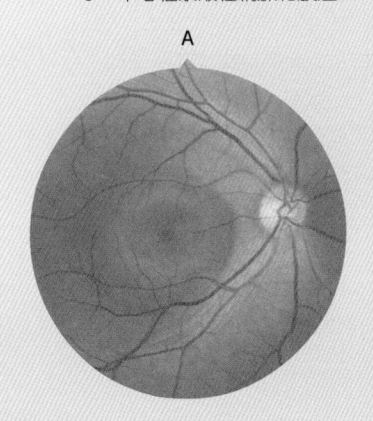

a 黄斑円孔
b 卵黄状黄斑変性
c 囊胞様黄斑浮腫
d 網膜中心動脈閉塞症
e 中心性漿液性網脈絡膜症

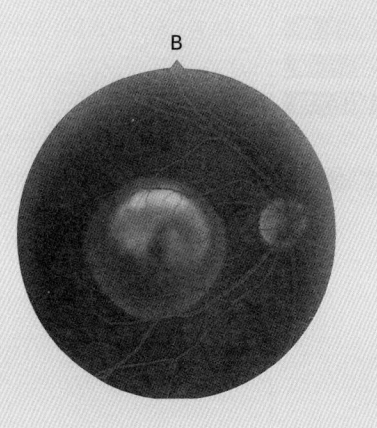

■解説

・眼底写真では、黄斑部に境界鮮明な円形の網膜剥離がみられる。
・蛍光眼底造影写真では、蛍光色素のリーク貯留がみられる。

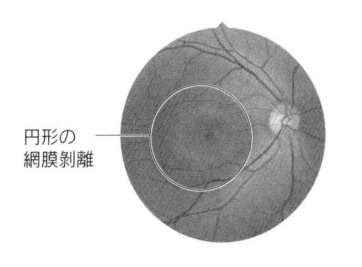

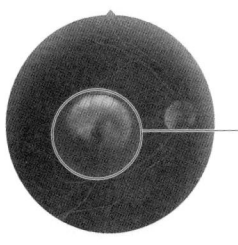

円形の網膜剥離 ─── 蛍光色素のリーク貯留

正解 e

A-20 加齢黄斑変性

age related macular degeneration

概　要
- 進行性の黄斑部変性症であり，欧米では高齢者の失明原因の第 1 位である。
- 黄斑部の網膜色素上皮-基底板（Bruch 膜〈ブルッフ〉）-脈絡毛細管板の加齢性変化を基盤に起こる。
- 自然経過による視力の予後は不良である。

疫　学
- 60 歳以降に好発し，我が国でも近年増加傾向にある。

症　状
- 中心暗点，変視症，非可逆的かつ高度な視力低下

検　査
- 蛍光眼底造影写真
  → 脈絡膜からの新生血管を認める（確定診断）。

治　療
- 中心窩外の脈絡膜新生血管に対して
  → レーザー光凝固術で強めに凝固する。
- 中心窩の脈絡膜新生血管に対して
  → 光線力学的療法
  （光感受性物質を静注し，新生血管に集積させて，光細胞毒性を起こさせる）

20 加齢黄斑変性

典型問題

100F-11 62歳の男性。2週前から左眼の像のゆがみを自覚し、5日前から視力が低下したため来院した。視力は右1.2（矯正不能），左0.04（矯正不能）である。このときの左眼の眼底写真を別に示す。

出血の原因はどれか。

a 毛様体新生血管　　b 網膜毛細血管瘤　　c 網膜細動脈瘤
d 網膜新生血管　　　e 脈絡膜新生血管

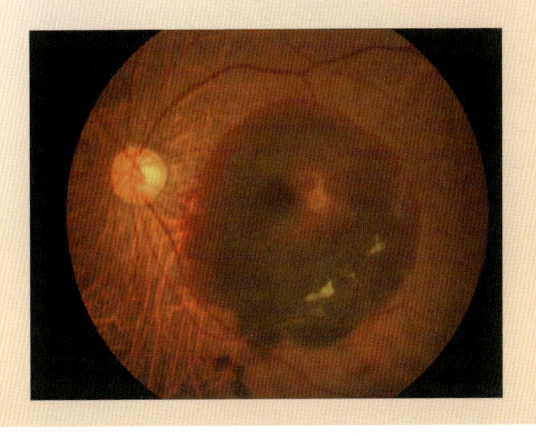

■解説

・眼底写真では，黄斑部を中心に大きな出血斑を認める。

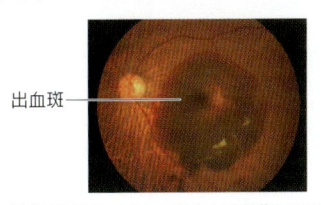

出血斑

・網膜血管がつながって見えることより，出血は網膜下の脈絡膜新生血管からのものであり，加齢黄斑変性が考えられる。

正解 e

A-21 裂孔原性網膜剥離（特発性網膜剥離）
rhegmatogenous detachment

概　要
- 網膜に裂孔が生じ，硝子体液が流入して剥離が生じる。
- 近視眼では，発症率が高い。

疫　学
- 20歳代と50歳以上に好発する。

症　状
- 光視症，飛蚊症，視野欠損，視力低下
- 眼圧は低下することが多い。

治　療
- 強膜内陥術
- 硝子体切除術
- 光凝固または冷凍凝固術
- 穿刺もしくは排液術

21 裂孔原性網膜剥離（特発性網膜剥離）

典型問題

95D-9 56歳の男性。昨日から右眼の視野異常を生じ来院した。1週前から右眼の飛蚊症と光視症とを自覚している。視力は右0.9（矯正不能），左1.2（矯正不能）。眼圧は右6 mmHg，左15 mmHg。右眼の眼底写真を別に示す。
考えられる疾患はどれか。

a 網膜剥離
b ぶどう膜炎
c 加齢黄斑変性
d 網膜静脈閉塞症
e 閉塞隅角緑内障

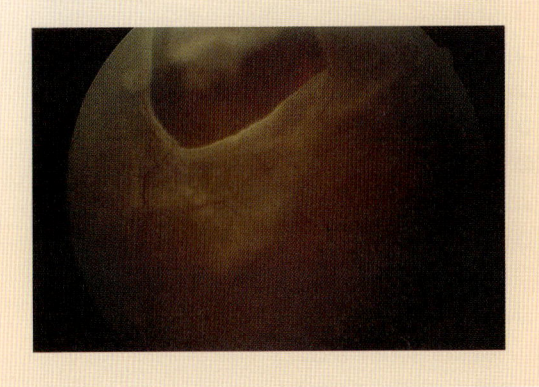

■ 解 説

・右眼の眼圧は低下している。
・眼底写真では，剥離した網膜が観察される。

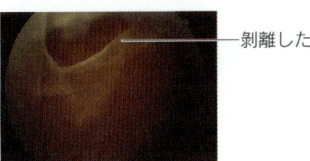

――― 剥離した網膜

正解 a

A-22 網膜芽細胞腫
retinoblastoma

概　要
- 未分化な網膜細胞による眼内悪性腫瘍であり，病理学的にはロゼット形成を示す。
- 10～30％は両眼性で，常染色体優性遺伝である。
- 70～90％は片眼性で，非遺伝性である。

疫　学
- 特に男女差はなく，3歳以下に発生する。

病　因
- 癌抑制遺伝子の *RB* 遺伝子の異常が関連する。

症　状
- 白色瞳孔，斜視で気付かれることが多い。
- 腫瘍による眼内圧上昇（続発緑内障）が起きる。
- 眼球外に発育すると，全身へ転移を起こす。

検　査
- 眼底検査
  →白色腫瘤を認めれば確定診断。
- 超音波検査
  →腫瘍の有無がわかる。
- 眼窩エックス線単純撮影
  →腫瘍内の石灰化がみられる。

治　療
- 片眼性症例
  →原則として眼球摘出術を施行する。
- 両眼性症例
  →進行した側の眼球を摘出し，比較的軽症な眼に対して保存的療法を施行する。

典型問題

91E-39 2歳6か月の男児。1週前から夜間に右眼が猫の目のように光ることに母親が気づき来院した。頭部エックス線単純写真で右眼に石灰化像を認める。左眼は正常である。右前眼部写真を別に示す。

適切な治療法はどれか。

a 光凝固術　　b 放射線治療　　c 冷凍凝固術
d 硝子体手術　　e 眼球摘出術

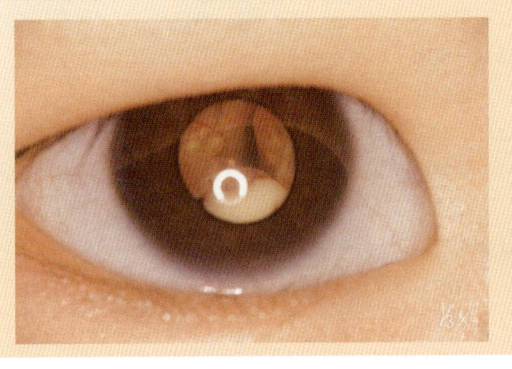

■ 解 説

・写真より剥離した網膜と腫瘍が観察される。

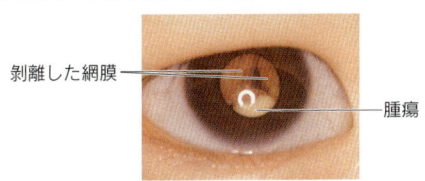

剥離した網膜　　　腫瘍

・石灰像を認めることも考えると，網膜芽細胞腫が考えられる。

正解 e

A-23 視神経管骨折

fracture of the optic canal

概要
- 前頭部〜側頭部の前方が強打された時に生じやすく，特に眉毛部の外側の打撲によることが多い。
- 受傷直後に眼底の異常は認めないが，後日に視神経萎縮の所見をみる。

症状
- 受傷眼の視力障害，視野障害，鼻出血

検査
- 対光反射
  →患側眼では直接対光反射が消失するが，間接対光反射は正常である。
- CT，MRI 検査
  →視神経管の骨折を確認できれば確定診断となるが，証明できないことが多い。

治療
- 副腎皮質ステロイド薬大量療法
  →早期に浮腫を防ぐため。
- 手術療法
  →視神経管開放術。

補足
- 対光反射では，一眼に光を当てると，その眼が縮瞳する（直接対光反射）とともに，反対眼にも同程度に縮瞳がみられる（間接対光反射）。

光刺激
縮瞳
縮瞳
間接対光反射
直接対光反射
毛様体神経節
Edinger-Westphal 核
視蓋前域
外側膝状体
視覚野へ
― 視覚の伝導路
― 対光反射経路

23 視神経管骨折

典型問題

95C-20 20歳の男性。スキーで転倒して左顔面を強打し，左眼の視力障害に気付いて来院した。視力は右1.5（矯正不能），左眼前手動弁（矯正不能）。左眼の対光反射では直接反射が消失しているが間接反射は正常である。両眼眼底に異常はない。

障害部位として考えられるのはどれか。
a 視神経　　b 視交叉　　c 視索
d 外側膝状体　e 視放線

解説

・単眼の視力障害が起きていることより，視交叉より末梢の障害であることがわかる。
・顔面打撲をしているので，視神経管骨折による視神経障害が考えられる。
・対光反射では，直接反射は消失，間接反射は正常であることも矛盾しない（対光反射の遠心路は動眼神経である）。

正解 a

B 耳鼻咽喉科

Otolaryngology

1 耳鼻咽喉科総論 ①…… **50**
2 耳鼻咽喉科総論 ②…… **52**
3 耳鼻咽喉科総論 ③…… **54**
4 耳鼻咽喉科総論 ④…… **56**
5 急性中耳炎…… **58**
6 滲出性中耳炎…… **60**
7 慢性中耳炎…… **62**
8 Ménière 病…… **64**
9 良性発作性頭位眩暈症…… **66**
10 聴神経腫瘍…… **68**
11 鼻中隔彎曲症…… **70**
12 鼻茸（鼻ポリープ）…… **72**
13 アレルギー性鼻炎
　（鼻アレルギー）…… **74**
14 術後性上顎嚢胞
　（術後性頬部嚢胞）…… **76**
15 上顎癌…… **78**
16 舌　癌…… **80**
17 扁桃肥大症…… **82**
18 扁桃周囲膿瘍…… **84**
19 扁桃病巣感染症…… **86**
20 上咽頭癌…… **88**
21 下咽頭癌…… **90**
22 耳下腺混合腫瘍
　（耳下腺多形腺腫）…… **92**
23 唾石症…… **94**
24 急性喉頭蓋炎…… **96**
25 喉頭癌…… **98**
26 眼窩底吹き抜け骨折…… **100**

B-1 耳鼻咽喉科総論 ①

introduction to Otolaryngology ①

構造・機能

耳（平衡聴覚器）

- 耳小骨はツチ骨，キヌタ骨，アブミ骨からなる。
- ツチ骨は鼓膜と接して，アブミ骨は前庭窓で内耳と接する。
- ツチ骨には鼓膜張筋（三叉神経支配）が付着している。
- アブミ骨にはアブミ骨筋（顔面神経支配）が付着している。
- 内耳の上方は前庭で，前庭窓（卵円窓）にアブミ骨が付着している。
- 内耳の下方は蝸牛で，蝸牛窓（正円窓）で中耳と接している。
- 三半規管は前半規管，外側半規管，後半規管の3つよりなり，各々がほぼ直角に交差している。
- 各半規管は，各々膨大部を有し，その中心部には膨大部稜がある。
- 耳管は鼓室と上咽頭を連絡する。
- 耳管の咽頭側の 2/3 は軟骨部，鼓室側の 1/3 は骨部となっている。
- 耳管の軟骨部と骨部の境は狭く狭部と呼ばれ，通常は閉鎖されている。
- 口蓋帆張筋の働きにより，耳管の開閉が行われ，鼓室と外界の圧が一定に保たれている。
- 内耳道を通る神経は，顔面神経（Ⅶ）と内耳神経（Ⅷ）である。
- 蝸牛のラセン器（Corti 器）には，1 列の内有毛細胞と 3 列の外有毛細胞がある。
- ラセン器は基底板上に乗っている。
- 低い音は基底板のほぼ全体に波動が波及し，蝸牛頂近くでも感じられる。
- 高い音はアブミ骨に近い部分までに波動が限局する。
- 聴覚伝導路

①ラセン器→②ラセン神経節→③内耳神経→④蝸牛神経核（橋）→⑤上オリーブ核→⑥外側毛帯→⑦下丘（中脳）→⑧内側膝状体（視床）→⑨聴皮質（側頭葉）

1 耳鼻咽喉科総論 ①

図 B.1 平衡聴覚器の構造

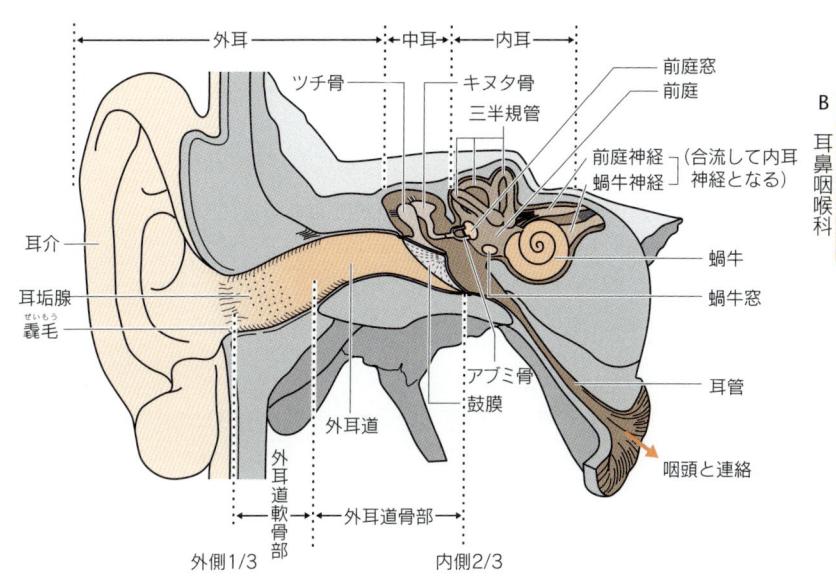

図 B.2 蝸牛の構造

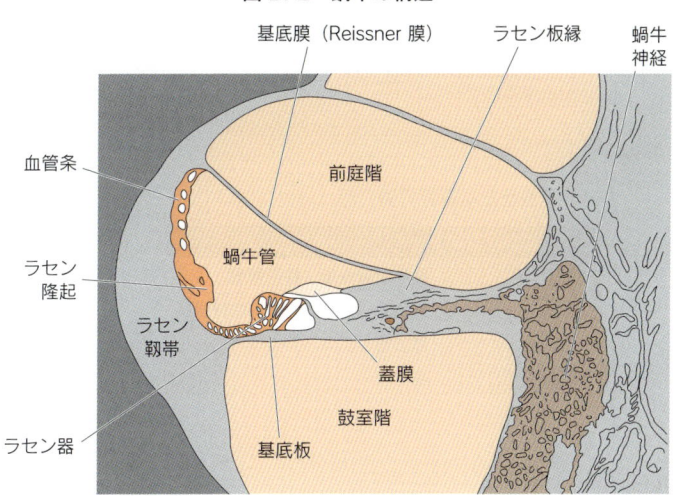

B-2 耳鼻咽喉科総論 ②

introduction to Otolaryngology ②

構造・機能

鼻腔

- 鼻の機能として，嗅覚，吸気の加温と加湿と浄化，音声の共鳴がある。
- 嗅細胞は感覚器を兼ねた神経細胞である。
- 嗅上皮は嗅裂に存在する。
- 嗅裂は上鼻甲介内側とこれに対応する鼻中隔上部よりなる。
- 嗅素と異なった「におい」を感じるのを錯嗅という。
- 嗅覚の伝導路

①嗅細胞→②嗅 糸→③嗅 球→④嗅 索→⑤嗅覚中枢
(1次ニューロン)　　　　　(2次ニューロン)

副鼻腔

- 副鼻腔は次のように分かれる。

①上顎洞
②前部篩骨蜂巣
③後部篩骨蜂巣
④前頭洞
⑤蝶形骨洞

- 副鼻腔または管腔の開口部

副鼻腔または管腔	開口部
上鼻道	後部篩骨蜂巣，蝶形骨洞
中鼻道	上顎洞，前頭洞，前部篩骨蜂巣
下鼻道	鼻涙管
上咽頭	耳 管

図 B.3 鼻腔側壁

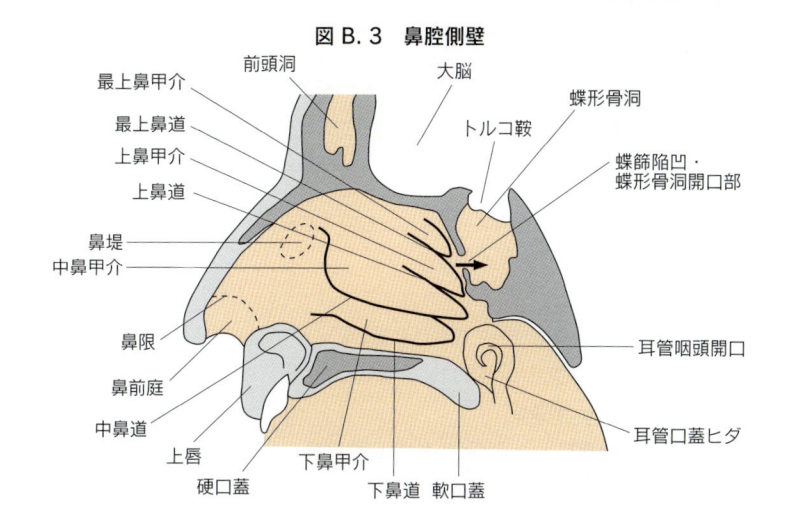

- 前頭洞
- 大脳
- 蝶形骨洞
- トルコ鞍
- 蝶篩陥凹・蝶形骨洞開口部
- 最上鼻甲介
- 最上鼻道
- 上鼻甲介
- 上鼻道
- 鼻堤
- 中鼻甲介
- 鼻限
- 鼻前庭
- 中鼻道
- 上唇
- 硬口蓋
- 下鼻甲介
- 下鼻道
- 軟口蓋
- 耳管咽頭開口
- 耳管口蓋ヒダ

図 B.4 嗅覚の伝導路

- 嗅球
- 嗅上皮
- 2次ニューロン
- 嗅細胞
- 嗅索
- 嗅糸
- 篩骨篩板
- 1次嗅覚中枢
- 嗅内野
- 嗅細胞（1次ニューロン）
- 支持細胞
- 線毛

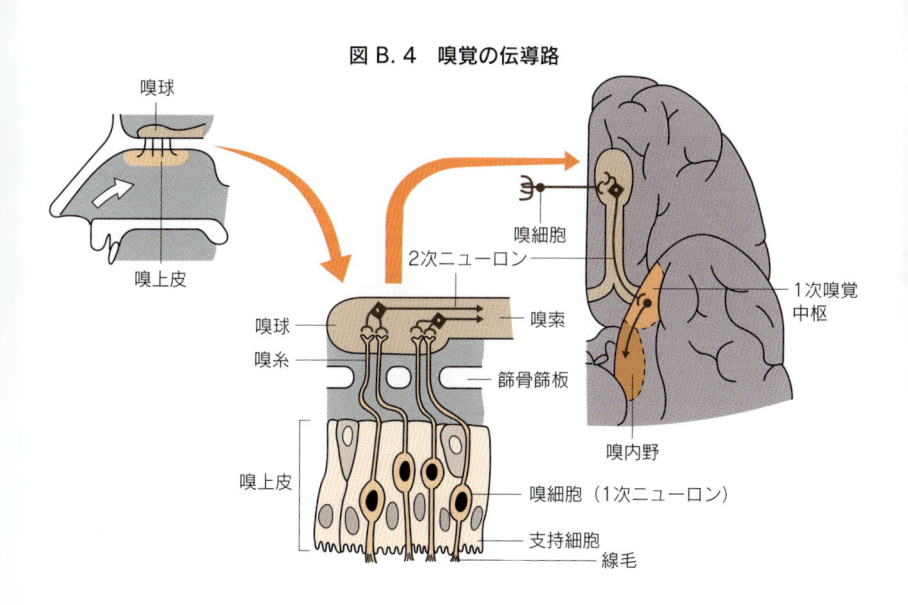

B-3 耳鼻咽喉科総論 ③

introduction to Otolaryngology ③

構造・機能

[扁　桃]

- 咽頭のリンパ組織の集合したものである。
- 構造的にリンパ節とは異なる。
- 抗体を産生し免疫を獲得させる。
- 咽頭扁桃は，5～7歳が活動期のピークで，思春期までに退化する。
- 口蓋扁桃のリンパ球は輸出管で血中に移行するのみである。

[Waldeyer 咽頭輪]

- 咽頭扁桃（＝アデノイド），口蓋扁桃，舌扁桃，咽頭側索，耳管扁桃，孤立リンパ小節があり，これらを総称して Waldeyer 咽頭輪（ワルダイエル）という。
- Waldeyer 咽頭輪は，次の作用を有する。

①リンパ球産生
②抗体の形成
③免疫の獲得
④感染の局在化

[舌 （p.57 に図を掲載）]

- 味蕾（みらい）は化学受容器であり，味物質が受容体と結合して脱分極が生じ，塩味，酸味，苦味，甘味，うま味を感じる。
- 味蕾は軟口蓋にも存在する。
- 舌の味覚の神経支配は，前 2/3 が顔面神経，後 1/3 が舌咽神経である。
- 舌の一般知覚の神経支配は，前 2/3 が三叉神経，後 1/3 が舌咽神経である。
- 舌癌では疼痛が主症状であり，味覚障害がみられることは少ない。
- 味覚検査は顔面神経の障害部位診断に有用である。

3 耳鼻咽喉科総論 ③

図 B.5 咽 頭

- 耳鼻咽頭口
- 咽頭扁桃
- 耳管扁桃
- 鼻腔
- 舌
- 口蓋扁桃
- 舌扁桃
- 咽頭
- 喉頭蓋
- 喉頭
- 気管
- 食道

咽頭の3区分
- 上咽頭
- 中咽頭
- 下咽頭
- C6

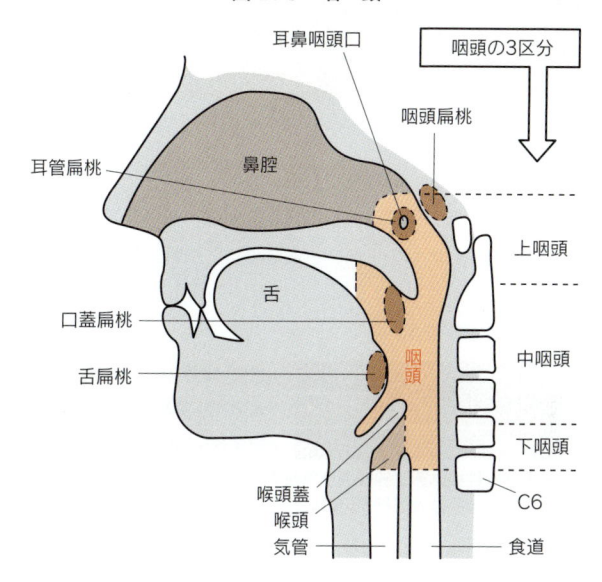

図 B.6 Waldeyer 咽頭輪

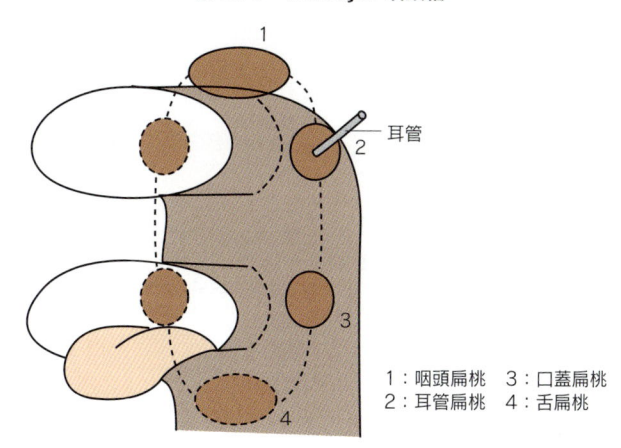

- 耳管

1：咽頭扁桃　3：口蓋扁桃
2：耳管扁桃　4：舌扁桃

B-4 耳鼻咽喉科総論 ④

introduction to Otolaryngology ④

構造・機能

反回神経

- 迷走神経（X）の分枝である。
- 気管と食道の間を上行して喉頭に入る。
- 左側は大動脈弓の下を，右側は鎖骨下動脈の下を回って上行するため，左側が長くなる。
- 喉頭の神経支配

運動神経	前筋	上喉頭神経外枝
	前筋以外	下喉頭神経運動枝
知覚神経		上喉頭神経内枝，（一部は）下喉頭神経知覚枝

＊上喉頭神経は迷走神経より分枝する。
＊下喉頭神経は反回神経の最終枝である。

- 両側反回神経麻痺では，両側声帯の運動が障害され，正中位で固定するので呼吸困難をきたし，緊急気管切開の適応となることも多い。

手　技

気管切開

- 皮膚切開は縦切開でも横切開でも差し支えない。
- 皮下気腫を生じることがあるので，皮膚縫合はあまり密に行わない。
- 気管切開の適応

①両側反回神経麻痺
②長期間気管内挿管
③痰喀出困難
④乳幼児の気管支異物で，気管支鏡による摘出ができない場合
⑤喉頭外傷後の浮腫で，気道狭窄が起こった場合
⑥肺水腫，肺炎で，気管の分泌物が多量に貯留した場合

- 気管切開の**禁忌**

①気管切開部の感染，炎症
②出血傾向のある患者

図 B.7 舌の神経支配

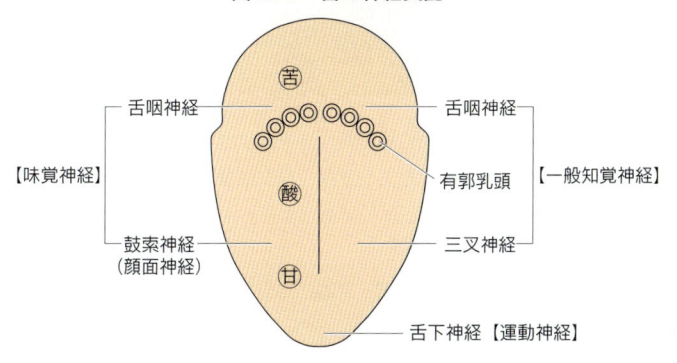

- 舌咽神経 / 舌咽神経
- 【味覚神経】【一般知覚神経】
- 有郭乳頭
- 鼓索神経（顔面神経）
- 三叉神経
- 舌下神経【運動神経】
- 苦／酸／甘

図 B.8 反回神経

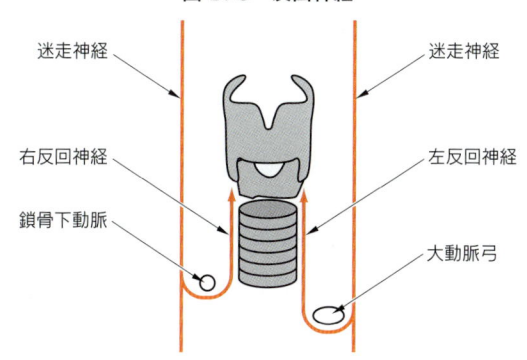

- 迷走神経
- 右反回神経
- 左反回神経
- 鎖骨下動脈
- 大動脈弓

図 B.9 気管切開の位置

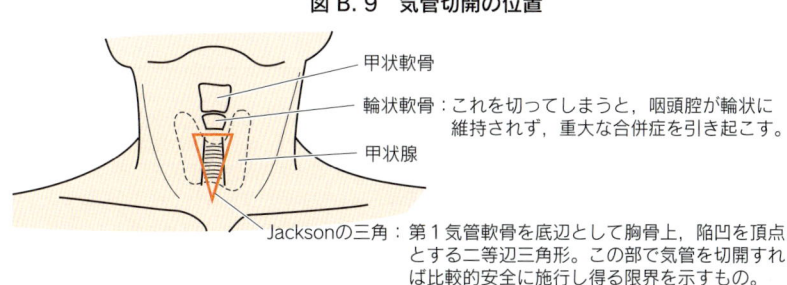

- 甲状軟骨
- 輪状軟骨：これを切ってしまうと，咽頭腔が輪状に維持されず，重大な合併症を引き起こす。
- 甲状腺
- Jacksonの三角：第1気管軟骨を底辺として胸骨上，陥凹を頂点とする二等辺三角形。この部で気管を切開すれば比較的安全に施行し得る限界を示すもの。

B-5 急性中耳炎

acute otitis media

概　要
- かぜなどの経過中に経耳管性感染によって生じる。
- 起炎菌は，インフルエンザ菌，レンサ球菌，肺炎球菌が多い。

疫　学
- 乳幼児の耳管の解剖学的特徴（太く，水平，短い）のため，乳幼児期に好発する。

症　状
- 耳痛，発熱，伝音難聴，耳鳴，耳閉感

検　査
- 耳鏡所見
  → 鼓膜の発赤，乳房状膨隆

治　療
- 鼓膜切開
- 抗菌薬内服

補　足

・難聴の分類
①伝音難聴：外耳・中耳の障害により，耳道の音の伝わりが物理的に妨げられて起こる難聴である。音を感じる能力自体は損なわれていないので，気導聴力は低下するが骨導聴力は正常を示す。
②感音難聴：内耳・神経・脳の障害により音感が障害されて起こる難聴である。気導・骨導聴力はともに低下する。
③混合難聴：伝音難聴と感音難聴を同時にきたす場合である。

5 急性中耳炎

典型問題

96F-17 1歳2か月の女児。2日前から感冒気味であった。夕方から左耳痛と発熱とがあり来院した。左鼓膜写真を別に示す。

適切な治療はどれか。

a 酸素療法　b 輸液療法　c 温熱療法
d 耳管通気　e 鼓膜切開

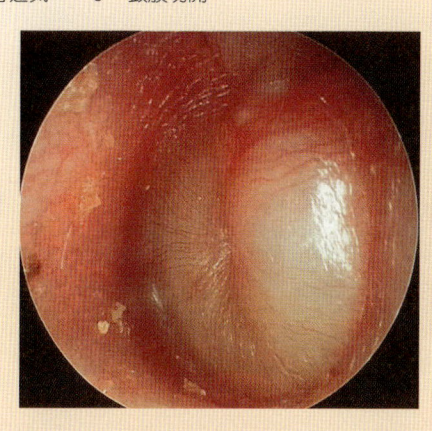

■解 説

・鼓膜は発赤，膨隆しており急性中耳炎である。
・鼓膜切開することで解熱する。

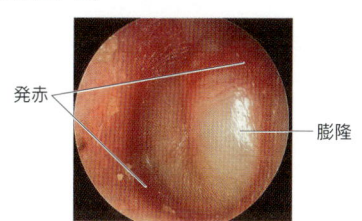

発赤／膨隆

正解 e

B-6 滲出性中耳炎
otitis media with effusion（OME）

概　要
- 耳管機能の障害のために，中耳腔に分泌液が貯留したものである。

疫　学
- 幼小児，高齢者に多い。

病　因
- 耳管の炎症，口蓋裂，アデノイド，腫瘍など

症　状
- 耳閉感，自声強調，伝音難聴，耳鳴

検　査
- オージオグラム
  → 伝音難聴の特徴である気導骨導差 air-bone gap（A-B gap）が全周波数域に平均してみられる（骨導聴力正常）。
- 耳鏡所見
  → 可動性の減少，鼓膜の陥凹。
- ティンパノグラム
  → ピークのない水平型（B型）

治　療
- 抗菌薬，抗ヒスタミン薬内服
- 耳管通気療法
- 鼓膜切開
- 鼓膜チューブ留置

典型問題

95C-35 3歳の男児。急性中耳炎に罹患後，聞き返しが多くなった。インピーダンスオージオメトリによる検査結果を別に示す。

考えられる疾患はどれか。

a 悪性外耳炎　b 鼓膜炎　　　　c 滲出性中耳炎
d 慢性中耳炎　e 真珠腫性中耳炎

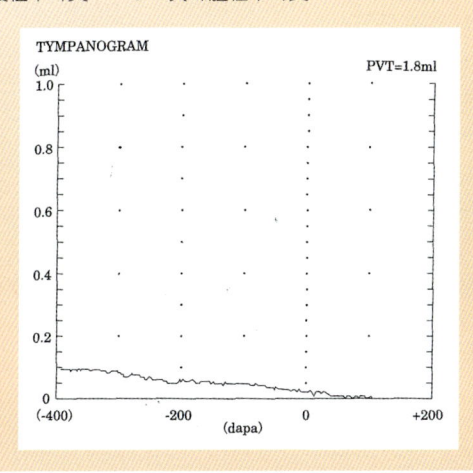

■解 説

・ティンパノグラムはピークのない水平型（B型）であり，中耳内に滲出液が貯留していることを示している。
・滲出性中耳炎が考えられる。

正解 c

B-7 慢性中耳炎

chronic otitis media

概要
- 急性中耳炎が慢性化したもので，鼓膜穿孔が永続的に残る。

症状
- 伝音難聴，耳漏

検査
- オージオグラム
  - →気導骨導差
- 耳鏡所見
  - →鼓膜穿孔がみられる。
- エックス線検査
  - →乳突蜂巣の発育抑制

治療
- 補聴器
- 保存的療法
  - →耳漏吸引除去，鼓室洗浄
- 手術療法
  - →鼓室形成術，鼓膜形成術

7 慢性中耳炎

典型問題

95D-10 51歳の女性。難聴と耳漏とを主訴に来院した。25年前から時々耳漏があったが放置していた。5,6年前から徐々に難聴が増強し,耳漏を繰り返すようになった。側頭骨エックス線単純写真で乳突洞の発育は抑制されているが,骨の破壊は認めない。右耳の鼓膜写真(A)と聴力像(B)とを別に示す。この患者の治療で適切なのはどれか。

a 鼓室換気チューブ留置術　b 鼓室形成術　c 中耳根治手術
d アブミ骨手術　　　　　　e 人工内耳植え込み術

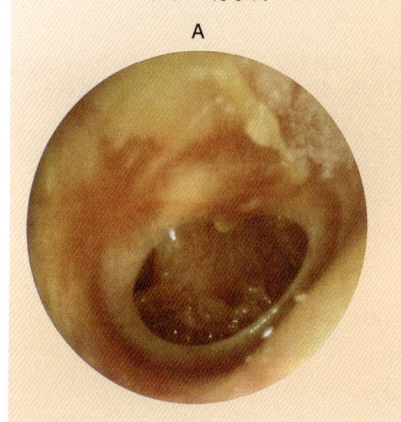

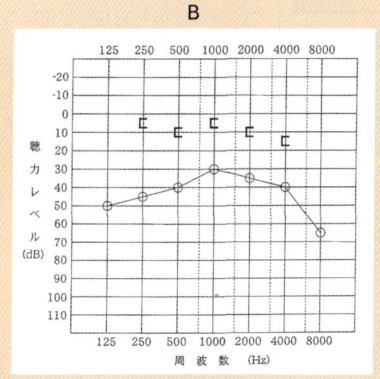

A　　　　　　　　　　　　　　B

■解説

・鼓膜写真では鼓膜穿孔がみられ,聴力像では伝音難聴がみられる。

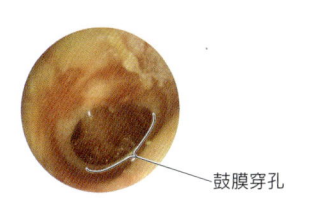

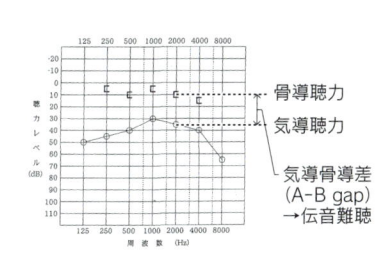

鼓膜穿孔

骨導聴力
気導聴力
気導骨導差
(A-B gap)
→伝音難聴

・慢性中耳炎であり,鼓室形成術が適応となる。

正解 b

B-8 Ménière病 (メニエール)

Ménière's disease

概要
- 反復する回転性めまい発作に，耳鳴，難聴が伴うものであり，多くは一側性である。
- 内リンパ水腫が原因とされている。

疫学
- 中年に多い。

診断基準

①回転性めまい発作を反復すること
②耳鳴，難聴などの蝸牛症状が反復，消長すること
③①，②の症状をきたす中枢神経疾患，ならびに原因既知のめまい，難聴を主訴とする疾患が除外できる。
　＜確実例＞①，②，③の全条件を満たすもの
　＜疑い例＞①＋③，または②＋③の条件を満たすもの

検査
- 眼振
- 低音障害型の感音難聴
- 補充現象（リクルートメント現象）陽性

治療
- 保存的療法
  →心身の安静，ストレスを避ける
- 薬物療法
  →鎮静薬，抗めまい薬，重曹（点滴静注），副腎皮質ステロイド薬，精神安定薬
- 手術療法
  →内リンパ嚢開放術，内耳部分破壊術，前庭神経切断術

補足
- 補充現象：小さい音は聴こえず，音量が上がるにつれて実際の音量増加よりも極端に大きく聴こえる現象で，内耳障害のときに認められる。

典型問題

95F-8 40歳の男性。通勤途中の電車の中で，突然，周囲がグルグル回って見えるようになり，体のバランスが保てなくなった。更に嘔気，耳鳴および耳閉感も出現したので，救急車で来院した。今回は4回目の発作で意識消失はない。
この患者にみられる身体症候はどれか。
a 発熱　b けいれん　c 眼振
d 咳嗽　e 過呼吸

■解説

・反復する回転性めまい発作を訴えており，また耳鳴，耳閉塞感もみられるので，Ménière 病が最も疑われる。
・Ménière 病では，眼振が現れる。

正解 c

B-9 良性発作性頭位眩暈症(めまい)
benign paroxysmal positional vertigo (BPPV)

概要
- 頭位変換により,回転性めまいが数秒から数十秒,誘発される疾患である。
- めまいが起きるまで,数秒の潜時がある。
- 耳石が半規管の中を移動してめまいが発症すると考えられている。
- 嘔気,嘔吐を伴うことが多い。
- 耳鳴,難聴,意識消失,中枢神経症状はない。

治療
- 理学療法
  →浮遊耳石置換法
- 薬物療法
  →抗めまい薬,ビタミン製剤,ATP製剤

9 良性発作性頭位眩暈症

典型問題

92D-29 34歳の男性。昨日靴ひもを結ぶため前屈したとき，激しいめまいが生じた。その後も首を回旋すると回転性めまいが生じるので来院した。難聴や耳鳴はない。頭位眼振検査で右下頭位にすると純回旋性眼振が観察される。温度眼振反応は正常である。

考えられる疾患はどれか。

a 高血圧症
b 関節リウマチ
c 良性発作性頭位眩暈症
d 不整脈
e 鉄欠乏性貧血

■解説

- 首を回旋すると回転性めまいが生じることから，頭位変換眼振がある。
- 右下頭位にすると純回旋性眼振が観察されるので，頭位眼振がある。
- 温度眼振反応が正常なので，三半規管は正常である。
- 難聴，耳鳴がないので，良性発作性頭位眩暈症が最も疑われる。

正解 c

B-10 聴神経腫瘍

acoustic tumor

概要
- 前庭神経に好発する神経鞘腫である。

症状
- 一側性進行性感音難聴，耳鳴，めまい
- 顔面神経症状，三叉神経障害

検査
- 自記オージオメトリー
    - →JergerⅢ型，一過性閾値上昇（TTS）
- インピーダンスオージオメトリー
    - →アブミ骨筋反射の異常
- 温度眼振検査
    - →半規管機能低下（CP）
- 三叉神経検査
    - →角膜反射の低下
- 聴性脳幹反応
    - →潜時の延長，波の消失
- エックス線検査
    - →内耳道の拡大

治療
- 手術により摘出

典型問題

92F-39〔改変〕 60歳の女性。1年前から右耳が聞こえにくくなってきた。また、ときに動揺感を自覚するため来院した。来院時に施行された頭部造影MRIを別に示す。

異常が予想される検査はどれか。2つ選べ。
a 眼底検査　　　b 視野検査　　　c 視力検査
d 温度眼振検査　e 聴性脳幹反応

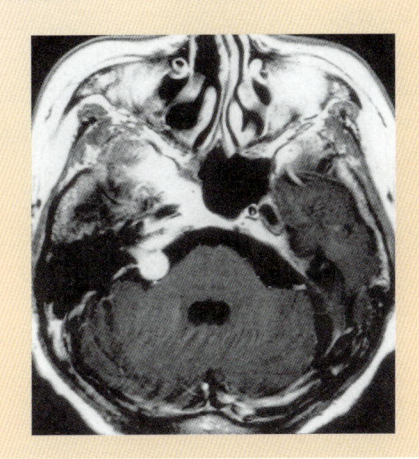

■ 解 説

・画像では、小脳橋角部に腫瘍が認められる。

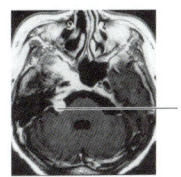

腫瘍

・症状では、蝸牛症状（難聴）、前庭症状（動揺感）がみられるので、聴神経腫瘍が最も疑われる。
・聴神経腫瘍では、聴性脳幹反応、聴力検査、温度眼振検査で異常を認める。
・腫瘍の部位、大きさからは、乳頭浮腫、視神経障害が起きるとは考えにくい。

正解 d, e

B-11 鼻中隔彎曲症

deflected septum

概　要
- ほとんどの成人にみられる，鼻中隔粘膜の変形である。
- 上顎骨と鼻中隔軟骨の接合部で曲がるものが多い。

症　状
- 鼻閉塞，頭痛
- 突出側に鼻閉が生じ，対側には代償性下鼻甲介腫脹による鼻閉が起こりやすい。

合併症
- 鼻閉塞による不十分な換気で，副鼻腔炎や鼻炎を繰り返すと，炎症が波及して耳管狭窄，滲出性中耳炎をきたすことがある。

治　療
- 鼻中隔矯正術

11 鼻中隔彎曲症

典型問題

70B-87〔改変〕 鼻中隔彎曲症について正しいのはどれか。2つ選べ。

a 突出側が萎縮性鼻炎になりやすい。
b 上顎骨と鼻中隔軟骨の接合部で曲がるものが多い。
c 主症状は下鼻甲介の蒼白と腫脹である。
d 耳管や中耳に悪影響を与えることがある。
e 治療は Vidian 神経切除を行う。

■解 説

・鼻中隔彎曲症では，突出側粘膜に変化はなく，対側で代償性下鼻甲介腫脹が起こる。
・上顎骨と鼻中隔軟骨の接合部で曲がるものが多く，主症状は鼻閉塞と頭痛である。
・耳管や中耳に悪影響を与えることがあり，治療は鼻中隔矯正術である。

正解 b, d

B-12 鼻茸(はなたけ/びじょう)(鼻ポリープ)

nasal polyp

概 要
- 鼻粘膜の限局性浮腫性腫脹であり,副鼻腔炎に合併することが多い。
- 篩骨粘膜から発生することが多く,ほとんどが中鼻道に認められる。
- 悪性化することはほとんどない。

症 状
- 鼻閉塞

治 療
- 鼻茸摘出術あるいは副鼻腔手術によって摘出する。
  (不可逆な浮腫性腫脹であり,薬物療法では根治できない)

12 鼻茸（鼻ポリープ）

典型問題

70B-88 [改変] 鼻茸について正しいのはどれか。2つ選べ。

a 中鼻道にみられることが多い。
b アレルギー性鼻炎に起因する。
c 主症状は鼻閉塞である。
d 悪性化することがある。
e 消炎酵素剤の投与で消失する。

■解 説

・鼻茸は篩骨粘膜から発生することが多く，ほとんどが中鼻道に認められる。
・粘膜の限局性浮腫性腫脹であり，副鼻腔炎に合併することが多い。
・主要症状は鼻閉塞である。
・悪性化することはほとんどない。
・治療は鼻茸摘出術あるいは副鼻腔手術によって摘出する。

正解 a, c

B-13 アレルギー性鼻炎（鼻アレルギー）
allergic rhinitis

概要
- I 型アレルギー（即時型）であり，血清 IgE 値の上昇がみられる。
- 鼻汁中に好酸球の増加が認められる。
- スギ花粉によるものと，ハウスダストによるものとの違いは以下の通り。

	スギ花粉	ハウスダスト
発症年齢	成人	小児
時期	季節性	通年性
眼症状	あり	なし
気管支喘息の合併率	低い	高い

症状
- くしゃみ，鼻水，鼻閉

検査
- 鼻内所見
  →下鼻甲介の蒼白と腫脹
- 血液検査
  →血清抗原特異的 IgE 測定
- 鼻粘膜誘発試験
  →原因抗原を含んだディスクを下鼻甲介粘膜に置くと，アレルギー症状が誘発される。
- 皮内反応
  →即時型反応が現れるため，有用な検査である。

治療
- 抗原の除去と回避
- 薬物療法
  →抗ヒスタミン薬，化学伝達物質遊離抑制薬，副腎皮質ステロイド薬
- 特異的免疫療法
  →減感作療法は，ハウスダストで 80％の効果があるが，スギ花粉ではそれ以下である。
- 手術療法
  →凝固壊死法，下鼻甲介粘膜広範切除術

13 アレルギー性鼻炎（鼻アレルギー）

典型問題

101A-52 26歳の男性。水様鼻漏と鼻閉とを主訴に来院した。6年前から通年性に水様鼻漏，鼻閉およびくしゃみを認めていたが，6か月前から増悪した。副鼻腔エックス線単純写真では異常を認めない。鼻内の写真を別に示す。

診断に有用なのはどれか。2つ選べ。
a 皮内テスト　　　　　　　b 鼻汁細菌検査
c 鼻汁中好中球検査　　　　d 鼻腔通気度検査
e 血清抗原特異的 IgE 測定

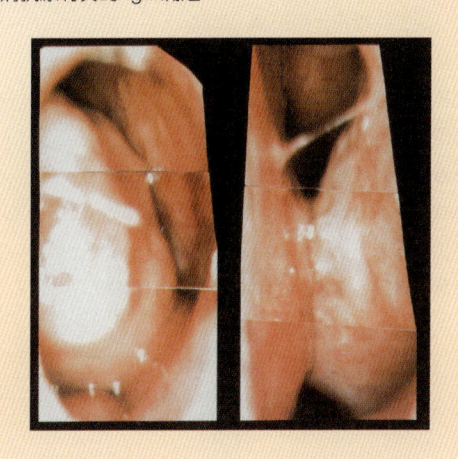

■解 説

・症状よりアレルギー性鼻炎が考えられる。
・鼻内の写真では，下鼻甲介の腫脹と発赤がみられる。
・下鼻甲介はアレルギー性鼻炎特有の蒼白ではないため，確定診断に血清抗原特異的 IgE 測定が必要である。
・皮内テストにより，アレルゲンを推定する。

正解 a, e

B-14 術後性上顎嚢胞（術後性頰部嚢胞）
postperative maxillary cyst

概　要
- 上顎洞炎に対して上顎洞を開窓し粘膜を摘出する手術後，10年から数10年して，上顎洞内に嚢胞を形成したものである。
- 上顎洞内の嚢胞で，鼻腔内に著変を認めないことが多い。

症　状
- 頰部の有痛性腫脹を反復
- 眼球突出，複視，頰部痛，歯痛
- 頸部リンパ節腫脹なし

検　査
- 副鼻腔単純エックス線 CT
- 歯肉部より穿刺
  → 嚢胞内容液を証明することで腫瘍と鑑別できる。
  （しばしば骨破壊を伴うため上顎腫瘍との鑑別が必要）

治　療
- 手術的療法
  → 嚢胞を摘出するか，嚢胞壁を鼻腔に大きく開窓する。

14 術後性上顎嚢胞（術後性頬部嚢胞）

典型問題

94E-14 49 歳の男性。数年前から<u>右頬部腫脹，頬部痛，歯痛および右眼の違和感</u>を繰り返しており，抗菌薬の内服で軽快していた。<u>歯肉部からの穿刺で暗褐色の粘稠な液体が吸引される。28 年前に両側の副鼻腔手術の既往がある</u>。副鼻腔単純エックス線 CT の冠状断写真を別に示す。

考えられるのはどれか。

a 眼窩腫瘍　　b 慢性副鼻腔炎　　c 歯性上顎洞炎
d 術後性上顎嚢胞　　e 上顎腫瘍

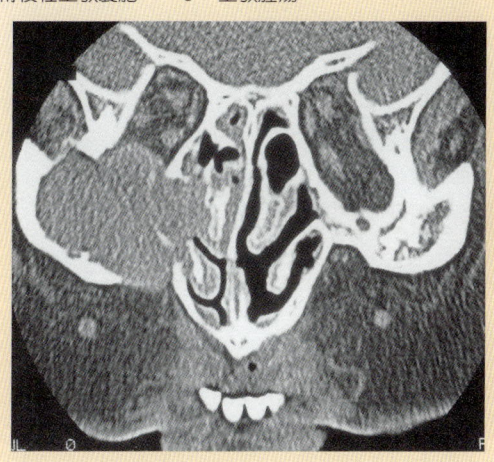

■解 説

・画像では，右頬部に嚢胞がみられる。
・既往より，術後性上顎嚢胞と考えられる。

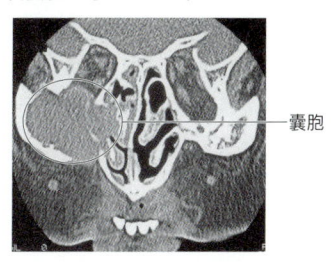

嚢胞

正解 d

B-15 上顎癌

maxillary cancer

概　要
- 一側性の悪臭のある血性鼻漏は本症を疑う。
- 一側性副鼻腔炎との鑑別が重要である。
- T1（上顎洞粘膜に限局し，骨破壊像なし）は自覚症状が少ないため，この時期に発見されることは少ない。
- 頭頸部悪性腫瘍のうちでは，頸部リンパ節への転移率が最も低く，約30%くらいである。
- 病理組織学的に扁平上皮癌が多い（90%以上）。
- 後上方型は頭蓋に接しているため，前下方型に比べ予後が悪い。

症　状
- 進展方向と症状

進展方向	主要症状
内方進展	血性鼻漏
前方進展	頬部腫脹
下方進展	歯　痛
側方進展	頬骨部腫脹
後方進展	三叉神経痛
上方進展	眼球突出，複視

検　査
- 副鼻腔エックス線単純写真で骨破壊像を認める。

治　療
- 集学的治療（手術的療法，放射線療法，化学療法）が基本。
- 近年では，治療の比重が手術主体から化学療法主体に変わり，治療成績は向上して，進行癌（T3，T4）の5年生存率は75%に達している。

15 上顎癌

典型問題

100H-9 67歳の男性。悪臭鼻漏と複視とを主訴に来院した。4か月前から悪臭鼻漏と鼻出血とを繰り返すようになり、歯痛もある。右側の眼球突出と複視とが徐々に出現し、顔貌も変形してきた。副鼻腔単純CT冠状断像を別に示す。考えられるのはどれか。

a 上顎癌
b 上咽頭癌
c 副鼻腔嚢胞
d 慢性副鼻腔炎
e 歯性上顎洞炎

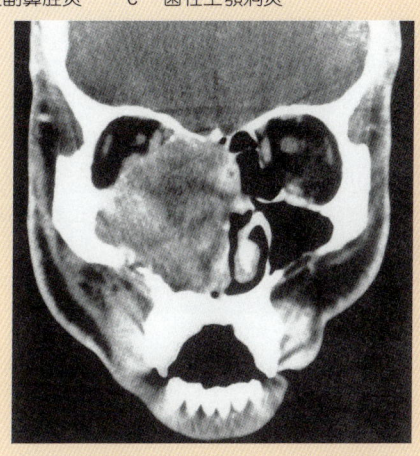

■解 説

・骨破壊を伴っており、悪性腫瘍が考えられる。
・症状や画像から、上顎癌が最も疑われる。

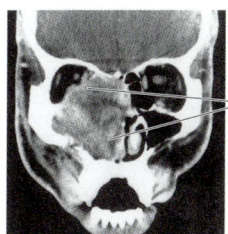

骨破壊を伴う腫瘍

正解 a

B-16 舌癌

cancer of the tongue

概要
- 口腔癌の中で最も多く（60%），舌縁に発生しやすい。
- 組織学的にほとんどが扁平上皮癌である。

疫学
- 男女比は 2：1 で男性に多く，50〜60 歳代に好発する。

病因
- 不良歯牙や不適合義歯による口腔内の不衛生。
- 喫煙，飲酒などの慢性刺激。

症状
- 舌の疼痛，易出血性，潰瘍，硬結，舌運動障害，口臭
  （疼痛が主症状であり，味覚障害がみられることは少ない）

合併症
- 白板症を合併する場合があり，白板症は前癌病変とされている。

転移
- 頸部リンパ節転移しやすく，初診時 40%に認められる。

治療
- 比較的限局しているもの
  →手術療法，放射線治療（小線源組織内照射）
- 進展例
  →集学的治療（手術療法＋放射線療法＋化学療法）

典型問題

100 I-24 60歳の女性。1か月前からの左舌縁の疼痛を主訴に来院した。舌の左辺縁部の潰瘍から少量の出血があり周囲に硬結を触れる。擦過細胞診では扁平上皮癌であった。頸部にリンパ節腫脹はない。舌の写真を別に示す。
治療として**適切でない**のはどれか。

a　レーザー手術
b　舌部分切除術
c　放射線外照射
d　密封小線源治療
e　放射性同位元素（RI）内用療法

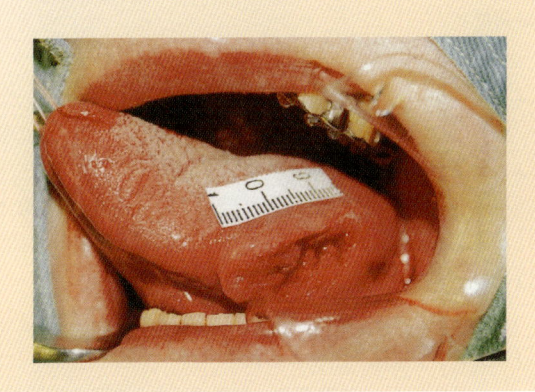

■解説

・頸部リンパ節腫脹のない扁平上皮癌である。
・病変が小さければ，レーザー焼灼，舌部分切除術が可能である。
・扁平上皮癌であり放射線感受性は高く，放射線外照射，密封小線源治療がありうる。
・舌癌には，放射性同位元素内用療法は行わない。

正解 e

B-17 扁桃肥大症

tonsillar hypertrophy

概　要
- 扁桃肥大症には，口蓋扁桃肥大症と咽頭扁桃肥大症（アデノイド）とがある。
- 扁桃は乳児期～学童期前半で生理的に肥大するが，学童期後半には小さくなることが多い。

症　状
- 鼻症状
  →閉鼻声，口呼吸，いびき，慢性鼻炎がある。
- 耳症状
  →滲出性中耳炎，反復性急性中耳炎があり，伝音難聴の原因となる。
- 上気道閉塞
  →睡眠時無呼吸となり，睡眠が浅いので，夜尿症，夜驚症，悪夢の原因となる。
- 高度の上気道閉塞の場合
  →慢性換気障害となり，肺高血圧から肺性心となることもある。
- アデノイド顔貌
  →上顎発育不全，口唇肥厚，鼻唇溝消失，無緊張を呈する。

治　療
- 肥大だけで臨床症状がない場合
  →経過観察で加齢とともに退縮するのを待つ。
- 臨床症状がある場合
  →アデノイド切除術，扁桃摘出術

17 扁桃肥大症

典型問題

95C-44〔改変〕 5歳の女児。睡眠中の無呼吸のため母親に連れられて来院した。2年前から，いびきをかくようになり，半年前から夜間に10秒以上の無呼吸が頻回に出現するようになった。身長と体重は平均値をわずかに下回っている。中咽頭の写真（A）と頭部エックス線単純側面写真（B）とを別に示す。この患者に適切な手術はどれか。2つ選べ。

a アデノイド切除　b 舌小帯切除　c 扁桃摘出
d 鼻中隔弯曲矯正　e 気管切開

A　　　　　　　　　　　B

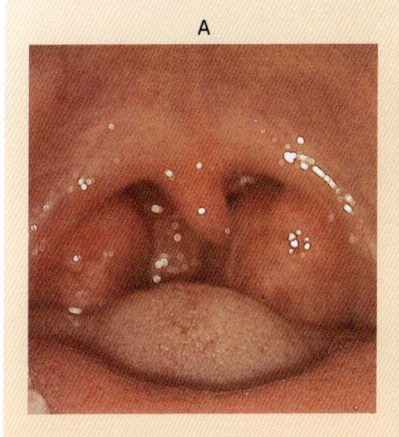

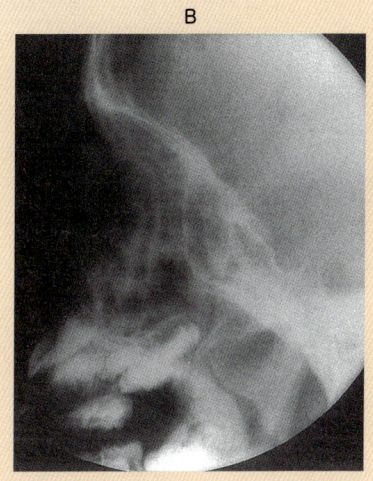

■ 解説

・画像より口蓋扁桃肥大症と咽頭扁桃肥大症（アデノイド）とがある。
・これにより気道が閉塞されている。

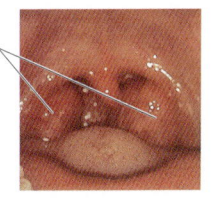

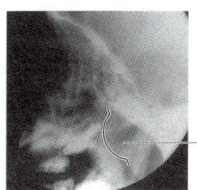

口蓋扁桃肥大　　　　　　　　　　　　咽頭扁桃肥大

正解 a, c

B-18 扁桃周囲膿瘍

peritonsillar abscess

概要
- 扁桃被膜内あるいは扁桃被膜と咽頭収縮筋との間に生じる膿瘍である。
- 急性扁桃炎に続発し，ほとんどが一側性である。

疫学
- 成人男性に多い。

症状
- 炎症性浮腫と膿瘍形成により口蓋弓は膨隆し，口蓋垂は健側に偏位する。
- 嚥下痛が強く，耳部，頸部への関連痛を起こす。
- 疼痛が強く翼突筋が刺激され，開口障害（牙関緊急）を伴うものが多い。
- 高熱を伴い口臭が強く，ふくみ声となり疼痛のために食事摂取不良となる。
- 放置すると，副咽頭間隙に膿瘍を形成し，縦隔洞炎へと進展する。

治療
- 切開排膿（第一選択）
- 膿瘍扁桃摘出を行うことがある。

18 扁桃周囲膿瘍

🟧 典型問題

100F-13 32歳の男性。発熱と嚥下困難とを主訴に来院した。4日前から発熱と咽頭痛とがあったが放置していた。昨日から高熱と開口障害とが出現している。血液所見：赤血球480万，Hb 13.0 g/dl，白血球13,600。血清生化学所見：AST 30単位，ALT 28単位。CRP 13.6 mg/dl。咽頭部の写真（A）と咽頭部造影CT（B）とを別に示す。

最も考えられるのはどれか。

a 急性咽頭炎　　b 扁桃周囲膿瘍　　c 腺窩性扁桃炎
d 伝染性単核症　　e アフタ性口内炎

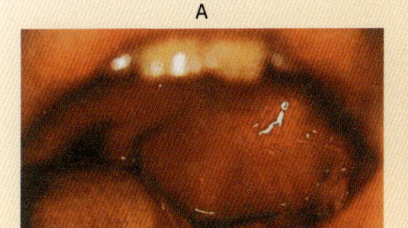

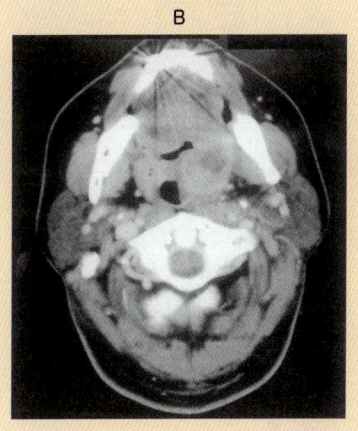

A　　　　　　　　　　　　　　　B

■ 解説

・咽頭部の写真では，前口蓋弓が膨隆し口蓋垂が右に偏位しているのがわかる。
・CTでは左咽頭に膿瘍を認める。
・扁桃周囲膿瘍が考えられる。

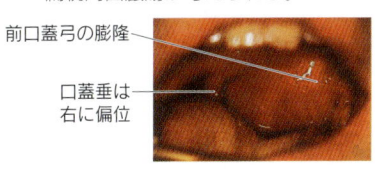

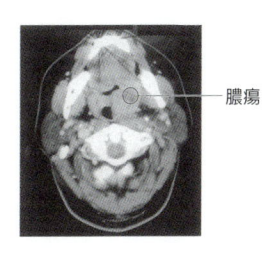

前口蓋弓の膨隆
口蓋垂は右に偏位
膿瘍

正解 b

B-19 扁桃病巣感染症

focal infection of the tonsils

概　要
- 扁桃の慢性炎症が原因となり，離れた臓器に二次疾患を起こす。
- A群レンサ球菌が関与し，口蓋扁桃を病巣とすることが多い。

症　状
- 二次疾患は腎臓，心臓および関節にみられやすく，次のようなものがある。

内臓器系	腎炎，肝炎
循環器系	心嚢炎，心内膜炎，心筋炎
運動器系	リウマチ性関節炎，アキレス腱炎
皮　膚	掌蹠膿疱症，結節性紅斑，多形滲出性紅斑

検　査
- 血液検査
  → ASO値上昇
- 扁桃マッサージ
  → 誘発試験の一つで，体温上昇，白血球数増加をみる。
  （ただし，誘発試験は必ずしも確定診断とはならない）
- 陰窩洗浄
  → 打ち消し検査の一つで，洗浄を続けると二次疾患の症状の軽減をみる。

治　療
- 扁桃摘出術

典型問題

70B-96 扁桃病巣感染症に**関係のない**のはどれか。

a　ASO 値　　b　扁桃マッサージ　　c　Schick テスト
d　陰窩洗浄　　e　掌蹠膿疱症

■解 説

・A群レンサ球菌感染が関与し，ASO値が高くなる。
・扁桃マッサージは誘発試験で，陰窩洗浄は打ち消し検査である。
・掌蹠膿疱症は二次疾患の一つである。

正解 c

B-20 上咽頭癌

cancer of epipharynx

概　要
- 病理組織学的に扁平上皮癌が多く，EB ウイルスが発症に関与している。
- 東南アジアに多い。
- 初期には自覚症状に乏しく，頸部リンパ節転移で気付かれることが多い。
  （初診時に 80％の症例でリンパ節転移を認める）

疫　学
- 男女比は 3：1 で男性に多く，30〜60 歳に好発する。

症　状
- 鼻閉，鼻出血
- 耳管閉塞による滲出性中耳炎のための伝音難聴や耳閉感，耳鳴
- 頸部リンパ節転移に伴う頸部腫脹
- 頭蓋底に浸潤すると，頭痛，三叉神経麻痺，外転神経麻痺
- 頸静脈孔に達すると，頸静脈孔症候群（舌咽神経麻痺＋迷走神経麻痺＋副神経麻痺）
- 脳神経症状

脳神経	麻痺症状
三叉神経麻痺（Ⅴ）	顔面の痛み，顔面の知覚障害，角膜反射低下
外転神経麻痺（Ⅵ）	複視
舌咽神経麻痺（Ⅸ）	軟口蓋の挙上障害
迷走神経麻痺（Ⅹ）	嚥下障害，嗄声
副神経麻痺（Ⅺ）	胸鎖乳突筋萎縮，肩甲挙上障害

検　査
- ファイバースコープなどで視診し，病変部の生検で確定診断となる。

治　療
- 放射線療法が第一選択
- 次いで化学療法が行われる。
- 直接外科的手術はしないが，放射線療法，化学療法後に，残存する頸部リンパ節を郭清することがある。

20 上咽頭癌

典型問題

95D-12〔改変〕 46歳の男性。右上頸部腫瘤を主訴に来院した。4か月前から右耳の閉塞感と難聴とを自覚したが放置していた。2か月前から鼻汁に少量の血液が混じるようになった。1か月前から右上頸部の腫瘤が増大した。頭蓋底単純CT（A）と右耳の聴力像（B）とを別に示す。
　この疾患について正しいのはどれか。2つ選べ。
a 難聴は蝸牛神経の圧迫によって生じる。
b サイトメガロウイルスの関与が考えられる。
c 進展すると頸静脈孔症候群をきたす。
d 組織学的には腺癌が多い。
e 放射線治療が有効である。

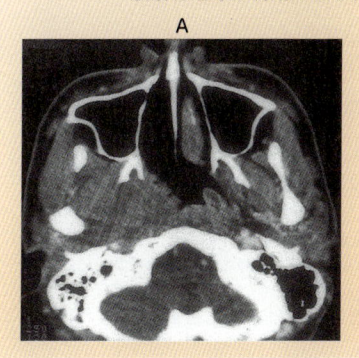

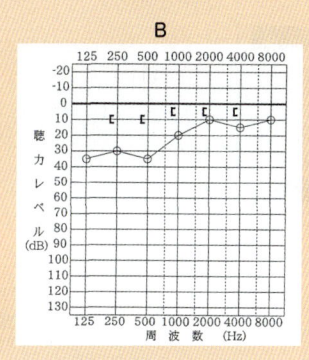

A

B

■ 解 説

・CTでは，上咽頭に腫瘤が認められ，右耳管が閉塞されている。

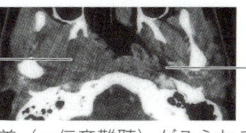

　腫瘤
　（右耳管閉塞）　　　　　　　　　　　　　　　　　左耳管

・聴力像では，右耳の気導骨導差（＝伝音難聴）がみられる。
・上咽頭癌が考えられ，主訴の右上頸部腫瘤はリンパ節転移である。
・難聴は伝音性であるので，原因は耳管閉塞によるものである。
・上咽頭癌と関係があるのは，EBウイルスである。
・進展すると頸静脈孔症候群をきたすことがある。
・組織学的には扁平上皮癌が多く，放射線治療が有効である。

正解 c, e

B-21 下咽頭癌

cancer of hypopharynx

概要
- 病理組織学的に約 95％が分化型扁平上皮癌である。
- リスクファクターとして，飲酒と喫煙が大きく関与している。
- 食道癌や他の頭頸部癌との重複癌が高率である。
- 放射線感受性が高い。

疫学
- 男女比は 3：1 で男性に多く，60 歳代に好発する。
- 発生頻度は，下咽頭癌＜喉頭癌である。

症状
- 早期には自覚症状に乏しい場合が多い。
- 初期症状として一側梨状陥凹の唾液貯留がある。
- 進行例では，咽頭痛，嗄声，嚥下障害がみられる。
- 頸部リンパ節に転移しやすく，50％以上に認められる。

分類
- 発生部位により 3 型に分けられる。

①梨状陥凹型：男性に多く，嗄声を起こしやすい。
②輪状軟骨後面型：女性に多く，Plummer-Vinson 症候群に続発することがある。
③下咽頭後壁型：最も自覚症状に乏しく，予後不良である。

治療
- 早期例
  →放射線療法
- 進行例
  →放射線療法と手術療法の併用であり，補助的に化学療法が行われる。
- 病変部を摘出手術後，下咽頭の再建手術が行われる。

典型問題

101H-38 67歳の男性。嗄声と頸部腫瘤とを主訴に来院した。2か月前から嚥下時痛を自覚していた。20歳代から飲酒と喫煙とを続けている。背側から展開した手術摘出標本の写真を別に示す。

切除された臓器はどれか。2つ選べ。

a 上咽頭　b 中咽頭　c 下咽頭　d 喉頭　e 舌

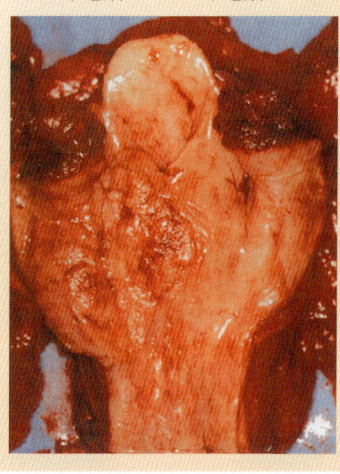

■ 解説

・摘出標本写真では喉頭蓋，披裂部，下咽頭，食道が確認できる。下咽頭部に病変を認める。

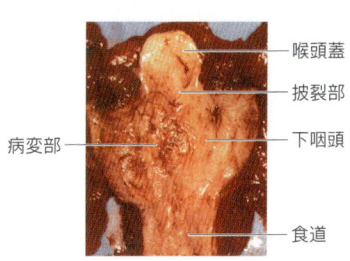

喉頭蓋
披裂部
病変部
下咽頭
食道

正解 c, d

B-22 耳下腺混合腫瘍（耳下腺多形腺腫）
parotid mixed tumor

概要
- 唾液腺腫瘍の 85%は耳下腺に発生する。
- 病理組織学的に，上皮性と非上皮性の混合からなる，多形性腺腫（混合腫瘍）である。
- 良性腫瘍であり，緩徐に腫大して，20〜30年にわたるものもある。
- 長期間放置すると，時として悪性変化をきたすことがあるので，早期摘出が望まれる。
- 悪性変化をきたすと，急速に増大し，熱感，疼痛，顔面神経麻痺をきたすようになる。

疫学
- 男女比は 1：2 で女性に多い。

治療
- 摘出手術

22 耳下腺混合腫瘍（耳下腺多形腺腫）

典型問題

74B-95〔改変〕 唾液腺の混合腫瘍について正しいのはどれか。

a 唾液腺の腫瘍のうちでは，癌に次いで多い。
b 顎下腺に好発する。
c 急激に腫大する。
d 組織学的には多形性腺腫である。
e 治療には放射線療法が有効である。

■ 解 説

・唾液腺腫瘍のうちで，混合腫瘍が最も多い。
・耳下腺に好発する。
・組織学的には多形性腺腫である。
・緩慢に腫大し，時に悪性化するので，早期に摘出手術をする。

正解 d

B-23 唾石症

sialolithiasis

概　要
- 唾石は，唾液腺輸出管内で異物や細菌が核となり，炭酸カルシウムやリン酸カルシウムが沈着して生じる。
- 好発部位は顎下腺（約 80%）である。
- 口腔内から触診すると硬い硬結を触れる。

症　状
- 唾液腺の腫脹，疼痛，化膿性炎症
- 唾疝痛
  → 摂食時，急激に唾液がうっ滞するため，激しい疼痛が生じる。

治　療
- 手術療法
  → 舌下部小切開または顎下腺摘出術

典型問題

97A-12 45歳の女性。右顎下部の腫脹を主訴に来院した。半年前から食事摂取の際に右顎下部の腫脹と軽い痛みとが出現し，数時間で消失する。食事摂取時以外はあまり症状がない。2週前から右顎下部の腫脹が消退しない。頸部リンパ節の腫脹は認めないが，右側の口腔底に硬結を触知する。血液所見：赤血球412万，Hb 12.3 g/dl，白血球8,600。免疫学所見：CRP 1.8 mg/dl（基準0.3以下），抗核抗体（－），抗SS-A抗体（－），抗SS-B抗体（－）。口腔底単純CTを別に示す。

考えられるのはどれか。

a 唾石症　　b Sjögren症候群　　c 顎下腺良性腫瘍
d 顎下腺癌　　e リンパ管腫

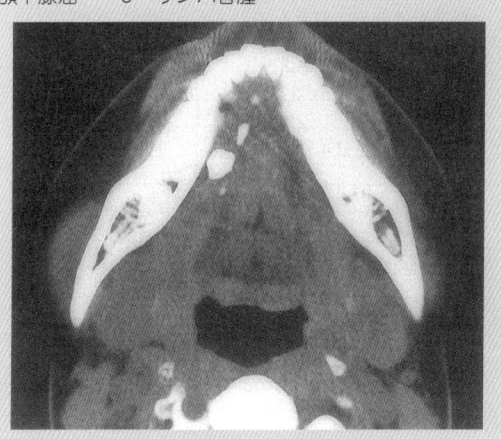

■解説

・CTでは右顎下部に石灰化陰影が認められる。

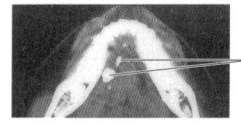

石灰化陰影

・食事摂取時のみに腫脹と疼痛がみられることより，唾石症が最も疑われる。

正解 a

B-24 急性喉頭蓋炎
acute epiglottitis

概　要
- 軽い上気道感染の症状が急に悪化し，窒息に至ることがある。
- インフルエンザ菌（95％）感染が多くを占める。

疫　学
- 日本では成人に多い。
- 小児の場合は，2～4歳に好発する。

症　状
- 激しい咽頭痛，嚥下障害，発熱
- 吸気性喘鳴を伴う呼吸障害へと移行する。

検　査
- 喉頭ファイバースコープ
  →喉頭蓋は発赤，腫脹しているが，声門，声門下には炎症は認めない。
- 喉頭側面エックス線単純撮影
  →大きく腫脹した喉頭蓋が喉頭の入口部に球状に認められる。

治　療
- 酸素の投与，挿管，気管切開の準備
  →急激に炎症が増強すると，喉頭が完全閉塞し，窒息死の危険がある。
- 輸液，抗菌薬，副腎皮質ステロイド薬などを併用する。

24 急性喉頭蓋炎

典型問題

96F-24 38歳の男性。3日前から発熱と咽頭痛とを自覚していた。夕刻から嚥下痛が増悪し、摂食困難となり、呼吸困難も出現したため、救急車で来院した。体温39.2℃。脈拍100/分、整。血圧154/92 mmHg。胸腹部に異常を認めないが、喘鳴があり起坐呼吸の状態である。頸部に腫瘤は触知しない。喉頭ファイバースコープ写真を別に示す。

この患者への最も適切な対応はどれか。

a 輸液
b 鎮痛薬投与
c 胃管挿入
d 嚥下訓練
e 気道確保

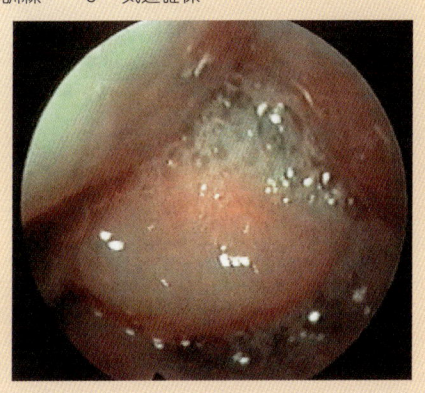

■解説

・喉頭ファイバースコープ写真では、喉頭蓋の著明な腫脹を認める。

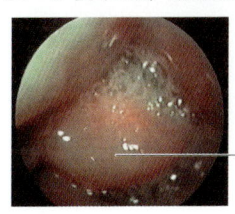

腫脹した喉頭蓋

・急性喉頭蓋炎が疑われ、呼吸困難も現れているため、緊急に気道確保する必要がある。

正解 e

B-25 喉頭癌

laryngeal cancer

概要
- 組織学的には大部分が扁平上皮癌で, 喫煙者に多い (90%以上)。
- 日本人より欧米人に多い。
- 放射線感受性が高い。

疫学
- 男女比は 10:1 で男性に多く, 60〜70 歳代が好発年齢である。

分類
- 発生領域により, 声門上癌, 声門癌, 声門下癌に分類され, 声門癌が最も多い。
  (声門上癌:声門癌:声門下癌＝35%:60%:5%)

症状
- 声門癌
  →初期から嗄声を認め, 進行すると呼吸困難, 誤嚥を起こす。早期発見がされやすく, 頸部リンパ節転移を起こすものはまれである (10%以下) ため, 予後は良好である。
- 声門上癌
  →初期には無症状で, 嚥下時痛, 咽頭違和感, 頸部リンパ節腫脹を主訴に来院したときには声門癌に比べ進行癌であることが多く, 頸部リンパ節転移を起こしているものは比較的多い (約40%)。

治療
- 早期例
  →放射線外照射のみで, 治癒が望める。
- 進行例
  →放射線療法＋(手術療法または化学療法)

典型問題

97H-18〔改変〕 患者の頸部造影 CT（A）と手術時の摘出物の後壁切開標本（B：矢印は病変部）とを別に示す。

この患者の術前症状として考えられるのはどれか。2つ選べ。

a 誤嚥　　b 嘔吐　　c 流涎
d 開口障害　e 呼吸困難

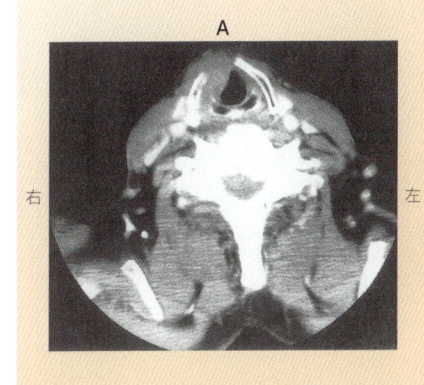

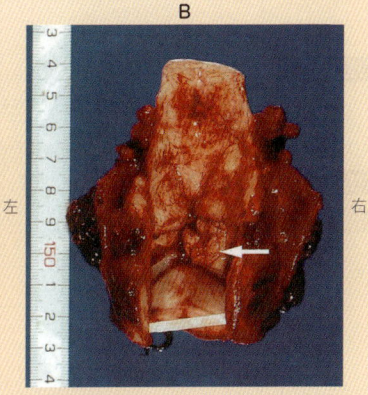

A

B

■解説

・写真より喉頭癌（声門癌）の手術であることがわかる。

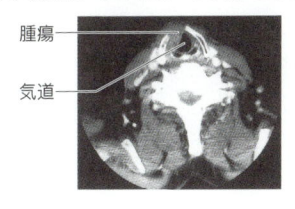

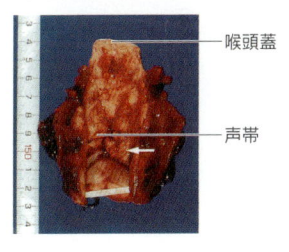

左図: 腫瘍／気道
右図: 喉頭蓋／声帯

・進行した声門癌では, 嗄声, 誤嚥, 呼吸困難が現れる。

正解 a, e

B-26 眼窩底吹き抜け骨折
blowout fracture

概要
- 眼窩前方からの比較的大きな，鈍的外力により生じる，眼窩底の骨折である。
- スポーツや交通事故に起因するものが多く，高齢者より活動性の高い青少年に多い。

症状
- 上方視で複視，眼球の陥凹
  →眼窩底の骨折部に下直筋ないし周辺組織が陥入するため。
- 眼底は正常であることが多く，視力低下を伴うことはほとんどない。

検査
- 眼窩部エックス線，CT

治療
- 手術的に整復する。

26 眼窩底吹き抜け骨折

典型問題

100A-13 24歳の男性。1か月前に左眼に野球のボールが当たり，複視が消失しないため来院した。眼球上転時の眼部の写真を別に示す。
考えられるのはどれか。

a 眼窩出血
b 動眼神経麻痺
c 吹き抜け骨折
d 視神経管骨折
e 上眼瞼挙筋断裂

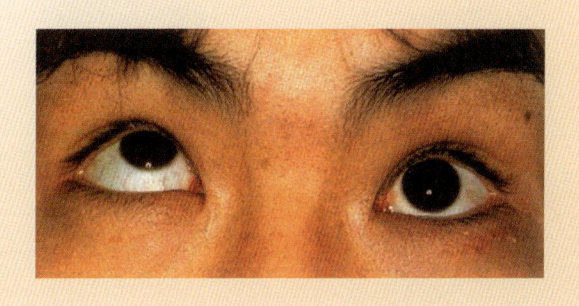

B 耳鼻咽喉科

■解説
・左眼球の上転障害がみられる。
・外傷後の上転障害なので，吹き抜け骨折が最も疑われる。

正解 c

C 皮膚科

Dermatology

1 皮膚科総論 ①…… **104**
2 皮膚科総論 ②…… **106**
3 アトピー性皮膚炎…… **108**
4 Kaposi 水痘様発疹症…… **110**
5 接触皮膚炎…… **112**
6 じんま疹…… **114**
7 中毒性表皮壊死剝離症（TEN 型薬疹, Lyell 型薬疹）…… **116**
8 苺状血管腫…… **118**
9 神経線維腫症 1 型 （von Recklinghausen 病）…… **120**
10 結節性硬化症 （Bourneville‐Pringle 病）…… **122**
11 基底細胞癌…… **124**
12 有棘細胞癌…… **126**
13 悪性黒色腫（メラノーマ）…… **128**
14 肥満細胞症 （色素性じんま疹）…… **130**
15 Celsus 禿瘡…… **132**
16 疥　癬…… **134**
17 尋常性天疱瘡…… **136**
18 尋常性乾癬…… **138**
19 掌蹠膿疱症…… **140**
20 扁平苔癬…… **142**
21 Gibert ばら色粃糠疹…… **144**
22 色素性乾皮症…… **146**

C-1 皮膚科総論 ①

introduction to Dermatology ①

構造・機能

皮膚
- 皮膚は表皮，真皮，皮下組織からなる。
- 皮膚付属器には，毛包，脂腺，汗腺がある。

表皮
- 表皮は角質細胞層，淡明細胞層，顆粒細胞層，有棘細胞層，基底細胞層からなる。
- 基底細胞→有棘細胞→顆粒細胞→淡明細胞→角質細胞と分化し，表皮から脱落する。
- 基底細胞が分裂して，角質細胞となり脱落するまでの時間をターンオーバー時間と呼ぶ。
- ターンオーバー時間は正常では約 28 日である。
- 表皮にはデスモゾームが存在し，細胞間を結合している。
- 正常表皮における吸収防御層は角質細胞層である。
- 表皮の細胞のほとんどは角化細胞（ケラチノサイト）が占め，その他，Langerhans 細胞やメラノサイトなどが含まれる。

角化細胞（ケラチノサイト）
- 角質細胞では細胞内小器官が消失している。
- 有棘細胞では張原線維（トノフィブリル）がみられる。
- ケラトヒアリン顆粒は顆粒細胞に存在する。
- ヘミ（半）デスモゾームは基底細胞と基底板とを結合している。

Langerhans 細胞
- 表皮に存在する。
- 樹枝状細胞である。
- 抗原提示能を持つ。
- 骨髄由来である。
- Birbeck 顆粒を持つ。
- CD1a は特異的に発現している細胞表面抗原である。
- Langerhans 細胞組織球症 では腫瘍性に増殖する。

1 皮膚科総論 ①

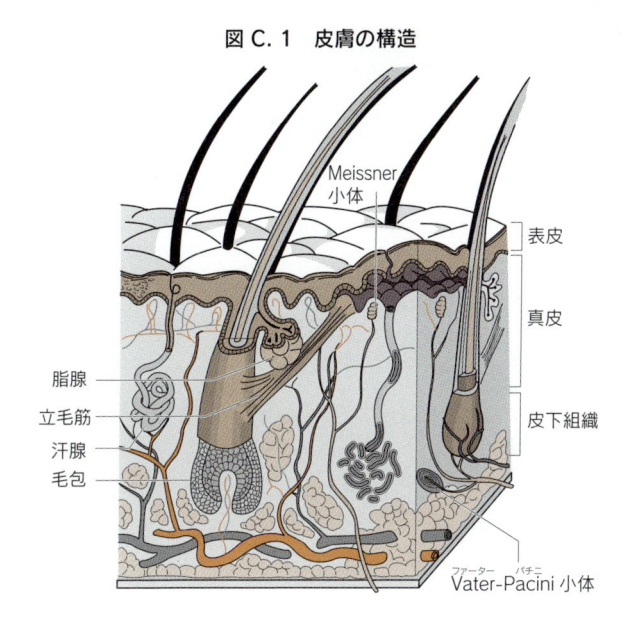

図 C.1 皮膚の構造

- 表皮
- 真皮
- 皮下組織
- 脂腺
- 立毛筋
- 汗腺
- 毛包
- Meissner 小体
- Vater-Pacini 小体

図 C.2 表皮の構造

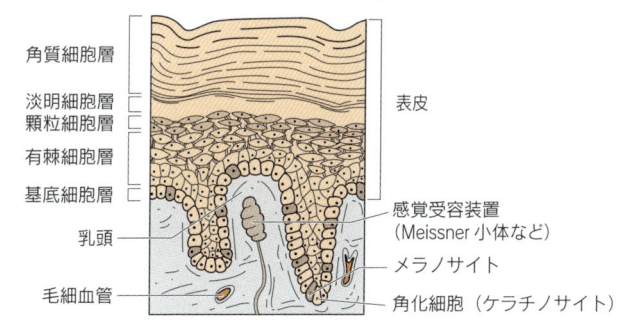

- 角質細胞層
- 淡明細胞層
- 顆粒細胞層
- 有棘細胞層
- 基底細胞層
- 表皮
- 乳頭
- 毛細血管
- 感覚受容装置（Meissner 小体など）
- メラノサイト
- 角化細胞（ケラチノサイト）

C-2 皮膚科総論 ②

introduction to Dermatology ②

構造・機能

メラノサイト
- 神経堤（neural crest）由来である。
- 樹枝状突起を有する。
- メラノゾームを有する。
- 毛母にも存在する。

メラニン生合成
- メラニン生合成はメラノサイトで行われる。
- メラニンはドーパを経て産生される。
- チロシナーゼは酸化酵素である。
- メラノゾームはゴルジ領域近くの小空胞で形成される。
- メラニンを貪食した組織球をメラノファージという。
- フェニルケトン尿症ではメラニン産生が低下する。

図 C.3 メラノサイトと基底細胞

基底細胞
メラノサイト

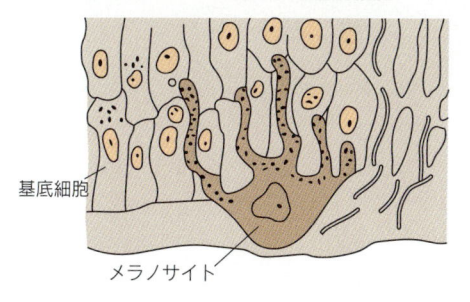

図 C.4 毛包の構造

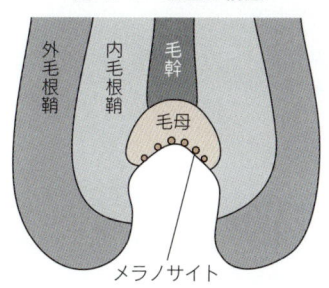

外毛根鞘
内毛根鞘
毛幹
毛母
メラノサイト

図 C.5 メラニン生合成

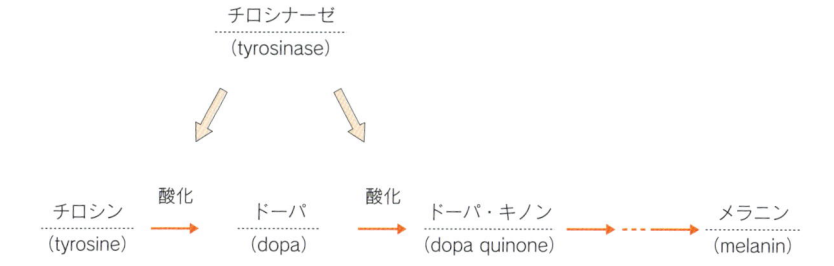

チロシナーゼ
(tyrosinase)

チロシン (tyrosine) →酸化→ ドーパ (dopa) →酸化→ ドーパ・キノン (dopa quinone) ⇢ メラニン (melanin)

C-3 アトピー性皮膚炎
atopic dermatitis

概念
- アトピー性皮膚炎は，増悪・寛解を繰り返す，瘙痒のある湿疹を主病変とする疾患であり，患者の多くはアトピー素因を持つ。
- 多くは乳幼児期に発症し，年齢とともに軽快，治癒していき，慢性の経過をとる。

症状
- 特徴的な皮疹
  →内眼角部の乾燥性淡紅色斑，耳たぶ下の炎症，魚鱗癬様皮膚変化など。
- 特徴的な分布
  →左右対称性など。

合併症
- 気管支喘息，アレルギー性鼻炎，アレルギー性結膜炎，白内障など。

検査
- 血液検査
  →IgE高値，好酸球数増加。
- 白色皮膚描記症
  →皮膚を擦ると通常は白色から紅色に変わる。しかし，白色皮膚描記症の皮膚では，この反応が起きずに，貧血性白線が生じる。この皮膚血管反応異常のことである。

治療
- 炎症反応の抑制
  →副腎皮質ステロイド薬含有軟膏の塗布
- 瘙痒対策
  →抗ヒスタミン薬，抗アレルギー薬の内服
- スキンケア
  →保湿剤の使用

補足
- **アトピー素因**：家族歴や既往歴（気管支喘息，アレルギー性鼻炎，アレルギー性結膜炎，アトピー性皮膚炎），またはIgE抗体を産生しやすい素因のことである。

3 アトピー性皮膚炎

典型問題

98A-52 6歳の男児。かゆみを伴う皮疹のため来院した。皮疹は数か月前から頸部と四肢屈曲部とに繰り返し出現している。母親にアレルギー性鼻炎がある。体温 36.5℃。血圧 102/60 mmHg。胸部は打聴診で異常を認めない。頸部と両側の肘屈側とに鱗屑を伴う皮疹を認める。尿所見：蛋白（－），糖（－）。血液所見：赤血球 420 万，Hb 14.3 g/dl，白血球 7,300，血小板 18 万。血清生化学所見：総蛋白 7.6 g/dl，AST 28 IU/l，ALT 30 IU/l。
　この疾患でみられる検査所見はどれか。2つ選べ。

a　好酸球増加
b　リンパ球減少
c　IgE 高値
d　血清補体価低値
e　リウマトイド因子陽性

■解 説

・アトピー性皮膚炎が最も疑われる。
・アトピー性皮膚炎は，頸部，四肢屈側に好発する。
・母親がアレルギー性鼻炎であることより，アトピー素因があると考えられる。
・アトピー性皮膚炎では，好酸球数増加，IgE 高値が認められる。

正解 a，c

C-4 Kaposi水痘様発疹症 (カポジ)
Kaposi's varicelliform eruption

概　要
- 単純ヘルペスウイルス（HSV）が，アトピー性皮膚炎や湿疹などの，皮膚局所の免疫能が低下した部位に感染したもので，特にHSV-1の初感染に多い。

疫　学
- 若年者，幼小児に好発する。

症　状
- 小水疱，水疱，突然の高熱，所属リンパ節の有痛性腫脹

治　療
- 抗ウイルス薬の内服，点滴

4 Kaposi 水痘様発疹症

典型問題

90D-40 18歳の男子。3歳ころからアトピー性皮膚炎に罹患し，難治性である。現在はほぼ全身に皮疹がみられ，顔面，頸部および体幹上部では苔癬化が著しい。5日前から発熱と全身倦怠感とを伴って顔面に小水疱が多発してきた。Tzanck試験で巨細胞を認めた。

最も適切な治療薬はどれか。
a 抗ヒスタミン薬　　b 副腎皮質ステロイド薬　　c 抗真菌薬
d 合成抗菌薬　　　　e 抗ウイルス薬

■解説

・アトピー性皮膚炎に，発熱と顔面の小水疱を伴った病態で，単純ヘルペスウイルス感染による Kaposi 水痘様発疹症が考えられる。
・Tzanck（ツァンク）試験（p.136参照）で巨細胞を認めるのも，単純ヘルペスウイルス感染であることを示している。
・Kaposi 水痘様発疹症には抗ウイルス薬が有効である。

正解 e

C-5 接触皮膚炎
contact dermatitis

概要

□ アレルギー性と非アレルギー性に分かれる。

	アレルギー性	非アレルギー性（一時刺激性）
病因	アレルゲンに対して過敏性を示すことによる。 Ⅳ型遅延アレルギーによる。	接触物質の刺激作用による，直接刺激である。
原因物質	うるし，桜草，菊など（植物） ニッケル，クロムなど（金属） 香料や防腐剤など（化粧品）	すりおろしたニンニク，高濃度の酸やアルカリなど
症状	境界の鮮明な浮腫性の紅斑，丘疹，小水疱などの皮膚炎で，痒みを伴う。	発赤，丘疹，水疱，膿疱，びらん，潰瘍などの皮膚炎
貼布試験 （パッチテスト）	濃度非依存性	濃度依存性
治療	アレルゲンの除去	接触物質の除去

病態

□ アレルギー性接触皮膚炎では，Langerhans 細胞がリンパ球に抗原を提示することで，アレルギー反応が成立する。また，ケラチノサイトにより角質増殖，不全角化が起こる。

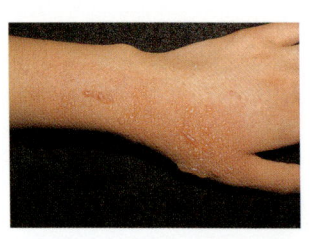

植物によるアレルギー性接触皮膚炎

検査

□ 貼布試験
→原因物質の確認

治療

□ 抗原・接触物質の除去・回避
□ 副腎皮質ステロイド薬
□ 亜鉛華軟膏
□ 抗ヒスタミン薬
□ 抗アレルギー薬

典型問題

95G-6 25歳の女性。3日前から右耳に瘙痒を伴う皮疹が出現してきたので来院した。3週前からピアス型イヤリングを使用していた。右耳介の写真を別に示す。

行うべき検査はどれか。

a 皮内試験
b 貼布試験
c 最少紅斑量試験
d Tzanck試験
e リンパ球刺激試験

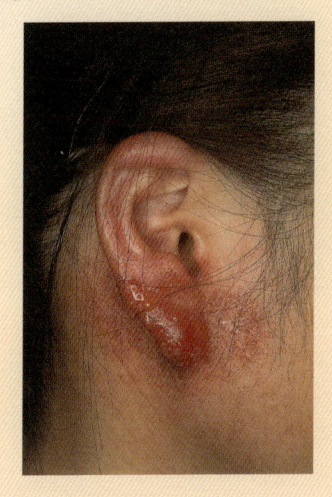

■ 解 説

・イヤリングによる，アレルギー性接触皮膚炎が最も疑われる。
・貼布試験（パッチテスト）にて，原因を調べる必要がある。

正解 b

C-6 じんま疹

urticaria

概　要
- じんま疹は瘙痒を伴う，一過性，限局性の膨疹を主徴とし，数分〜数時間で消退する。

病　態
- 皮膚肥満細胞からのヒスタミン，その他の化学伝達物質により生じる。

症　状
- 限局性浮腫と紅斑，および痒みを伴う皮疹の確認により診断は容易である。

検　査
- 皮内反応
  → 即時型アレルゲンの検出に用いられる。じんま疹の原因抗原の確認。
- 紅色皮膚描記症
  → 先端が鈍なもので皮膚を擦ると，その部位に膨疹を生じる。

治　療
- 原因がわかればその原因の除去が治療の基本であるが，実際には原因を同定できないことも多く，また同定できても原因を避けられない場合もある。その時は，薬物療法で，症状をコントロールする。
- 第一選択薬
  → 抗ヒスタミン薬，抗アレルギー薬
- 重篤で長時間症状が続く場合
  → 副腎皮質ステロイド薬
- ショック状態の場合
  → ショックに応じた治療を行う。

6 じんま疹

典型問題

96A-59 22歳の男性。昼食1時間後から全身の瘙痒感と嘔気とを伴うようになったので来院した。体温36.5℃。脈拍80/分，整。血圧120/64 mmHg。全身に地図状の膨疹を認める。口唇はやや腫脹している。昼食に何を食べたか聞くと，しっかりした声で「アジの干物，芋の煮つけ，豆腐のミソ汁を食べました」と答えた。

適切な処置はどれか。
a 輸 液
b 胃洗浄
c 制吐薬投与
d 抗菌薬投与
e 抗ヒスタミン薬投与

■解 説

・瘙痒感，膨疹から，じんま疹が疑われる。
・ショック症状はみられない。
・治療としては，抗ヒスタミン薬または抗アレルギー薬を投与する。

正解 e

C-7 中毒性表皮壊死剥離症（TEN 型薬疹，Lyell 型薬疹）
toxic epidermal necrolysis（TEN）

概　要
- 最重症型薬疹であり，表皮細胞の壊死を認める。
- 致死率は 30％である。

病　因
- アスピリン，ピラゾロン系，サルファ系，ペニシリン，バルビツールなどの薬剤の投与。

症　状
- 高熱とともに体幹，四肢に有痛性の紅斑が生じる。
- 次いで弛緩性の水疱，熱傷様のびらんを生じ，数日で全身に拡大する。
- 粘膜も侵されることが多く，関節痛，外陰部びらん，視力障害なども伴うことがある。

検　査
- Nikolsky 現象陽性である。

治　療
- 原因薬剤の中止。
- 第 2 度熱傷に準じた局所療法を行う。
- 全身的に大量の副腎皮質ステロイド薬を投与することが多い。

補　足
- **Nikolsky 現象**：健常皮膚をこすると水疱が発生する現象である。
  → Nikolsky 現象が陽性になるのは，天疱瘡，ブドウ球菌性熱傷様皮膚症候群（SSSS），中毒性表皮壊死剥離症（TEN 型薬疹）である。

7 中毒性表皮壊死剝離症（TEN 型薬疹，Lyell 型薬疹）

典型問題

100A-7 31 歳の女性。全身の紅斑と水疱とを主訴に来院した。1 週間前からの感冒症状のため近医で<u>スルピリンを投与された</u>。しかし，熱はさらに高くなり，昨日から顔面，上肢および軀幹に<u>紅斑と水疱とが出現し，急速に拡大してきた</u>。体温 39.5℃。<u>眼瞼，口唇，口腔粘膜，外陰部および肛門部がびらん化し，一部に痂皮を付着する</u>。<u>全身皮膚のびまん性紅斑と広範囲の水疱および表皮剝離を認める</u>。軀幹の写真を別に示す。

正しいのはどれか。
a　脱毛を伴うことが多い。
b　表皮細胞の壊死を認める。
c　Köbner 現象が陽性である。
d　血中抗基底膜部抗体を検出する。
e　通常量の被疑薬を再投与して原因を究明する。

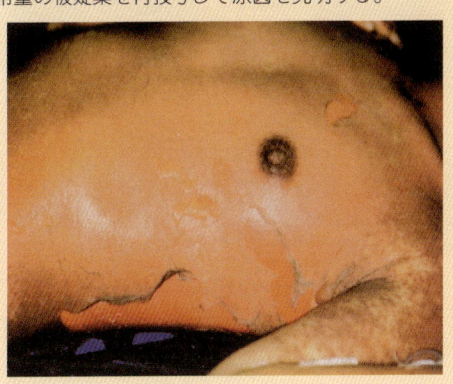

■解　説

・広範囲の第 2 度熱傷様皮疹がみられる。
・薬剤使用の既往から，TEN 型薬疹が考えられる。
・表皮細胞の壊死を認めるが，脱毛はまれである。
・本症では Nikolsky 現象陽性であるが，Köbner 現象はみられない。
・水疱性類天疱瘡ではないので，血中抗基底膜部抗体は検出されない。
・被疑薬の再投与は**禁忌**である。

正解　b

C-8 苺状血管腫

strawberry mark

概　要
- 未熟な毛細血管の増殖による。
- 乳児にみられる血管腫の中で最も多い。

症　状
- 生下時には目立たず，生後 3〜4 週目より紅色調が出現し，増殖，隆起して徐々にいちごのような外観となる。
- 生後 3〜6 か月で極期に達し，学童期までに自然消退するものが大半である。

治　療
- 治療せずに経過観察をする（「補足」欄参照）。

補　足
- 国試的には経過観察であるが，自然消退した後に瘢痕を伴い，整容的な問題があることから，最近では早期より積極的に色素レーザー照射を行う。

8 苺状血管腫

典型問題

90D-2 4か月の乳児。生後3週から左耳後部が赤色に隆起しはじめ，徐々に増大してきた。現在の皮疹の写真を別に示す。
現時点での最も適切な対応はどれか。

a 経過観察　　b PUVA療法　　c 凍結療法
d 放射線照射　e 外科的切除

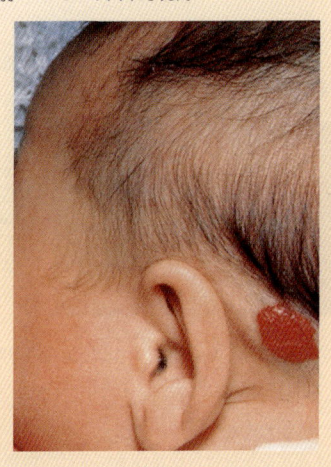

C 皮膚科

■ 解 説

・写真より苺状血管腫が考えられる。
・苺状血管腫は自然治癒するため，経過観察をする。

正解 a

C-9 神経線維腫症1型（von Recklinghausen病）
neurofibromatosis type 1

概要
- 常染色体優性遺伝性疾患で，男女差はなく，約1/3,000の割合で出生する。

診断基準

> 以下の7項目のうち2つ以上を満たすもの。
> ①カフェオレ斑（思春期前では5 mm以上，思春期後では15 mm以上）を6個以上有する。
>
> ー カフェオレ斑（café au lait spot）
>
> ②2つ以上の神経線維腫あるいは1つ以上の叢状神経線維腫を認める。
> ③腋窩部あるいは鼠径部の色素斑
> ④視神経膠腫
> ⑤2つ以上の虹彩過誤腫
> ⑥蝶形骨形成異常や長管骨骨皮質菲薄化などの骨病変
> ⑦神経線維腫症1型の家族歴

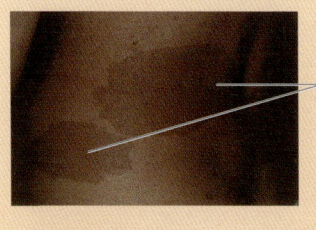

症状
- 診断基準のほかに，象皮症，側彎症，偽関節を生じる。
- 成長につれ症状は次第に顕著となる。
- 神経線維腫は，中年以後に悪性化することがある。

治療
- 対症療法が中心となる。
- 進行性の骨格変形
    → 整形外科的手術療法
- 腫瘍の悪性化
    → 手術療法

9 神経線維腫症 1 型（von Recklinghausen 病）

典型問題

98A-6 63歳の女性。幼少時から体幹や四肢に色素斑が多発していた。思春期ころから体幹と四肢とに軟らかい皮膚腫瘍が出現し，次第に数が増えてきた。体幹の写真を別に示す。

この皮膚腫瘍はどれか。

a 脂肪腫　　b リンパ管腫　　c 神経線維腫
d 肥満細胞腫　　e 海綿状血管腫

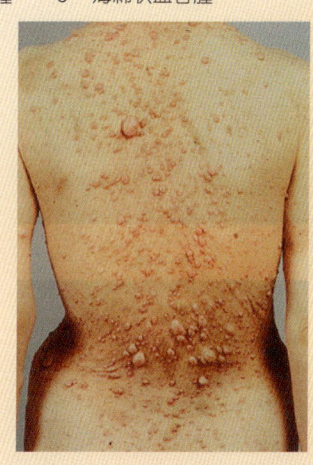

■ 解 説

- 色素斑（カフェオレ斑）と軟らかい皮膚腫瘍がともにみられることから神経線維腫症 1 型（von Recklinghausen 病）と診断できる。
- 写真にみられる，皮膚から突出した軟らかい腫瘍は神経線維腫である。

正解 c

C-10 結節性硬化症（Bourneville-Pringle 病）

tuberous sclerosis

概　要
- 常染色体優性遺伝性の母斑症であるが，60%近くが孤発例である。
- 全身の過誤腫を特徴とするため，その症状も脳神経系，皮膚，腎，心，肺などほぼ全身にわたる。

症　状
- 顔面血管線維腫（以前は脂腺腫と思われていた）
- 木葉様白斑

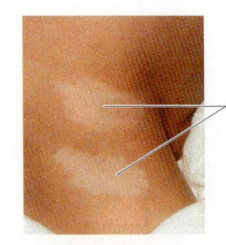

　　　　　　　　　　　　　　―木葉様白斑

- 粒起革様皮膚（結合組織母斑）
- 爪囲線維腫（Koenen 腫瘍）
- 精神発達遅滞
- てんかん発作
- 側脳室周囲石灰化
- 腎血管脂肪筋腫
- 多発性の横紋筋腫

治　療
- てんかん
  → 抗てんかん薬
- 皮膚病変
  → レーザー照射（整容的な問題で）

補　足
・死因として，腎不全，脳腫瘍，心不全が多いので，全身臓器の検索と，慎重な経過観察が必要である。

10 結節性硬化症（Bourneville-Pringle 病）

典型問題

99G-47 6 か月の乳児。数回続けて起こる頭部前屈発作を主訴に来院した。在胎 41 週，出生体重 3,320 g，正常分娩で出生した。生後 1 週ころから，肩と背部とに 2〜3 cm の木の葉のような形の白斑が数個あることに気付かれている。頭部単純 CT を別に示す。

この疾患で正しいのはどれか。

a 男児のみに発症する。
b 精神発達遅滞がみられる。
c 口腔内に色素沈着がみられる。
d 幼児期から顔面に血管腫が出現する。
e 皮下結節が出現する。

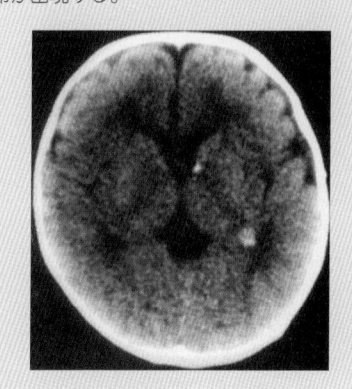

■ 解 説

・CT では，脳室壁に石灰化が認められる。

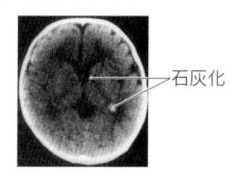

石灰化

・てんかん，木葉様白斑がみられることから，結節性硬化症と考えられる。
・結節性硬化症は常染色体優性遺伝性であり，男女ともに発症する。
・精神発達遅滞がみられる。
・口腔内の色素沈着，顔面の血管腫，皮下結節はみられない。

正解 b

C-11 基底細胞癌

basal cell carcinoma

概　要
- 顔面正中部に好発する皮膚癌であり，転移はまれで予後は良好である。
- 緩徐に浸潤する傾向がある。

疫　学
- 男女差はなく，40〜60歳代に好発する。

病　因
- 誘因として，日光，ヒ素，放射線がある。
- 発生母地として，色素性乾皮症，脂腺母斑がある。

症　状
- 顔面に発生する黒色調の皮疹

治　療
- 外科的切除術

11 基底細胞癌

典型問題

87D-22 67歳の男性。4年前から鼻尖に皮疹が生じ，最近拡大したので来院した。皮疹の写真を別に示す。

この疾患の発症に関係するのはどれか。

a 日光に長時間曝露された。
b 寒冷地に長年在住していた。
c スイミングプールで外傷を受けた。
d 20歳から喫煙していた。
e 降圧薬を内服している。

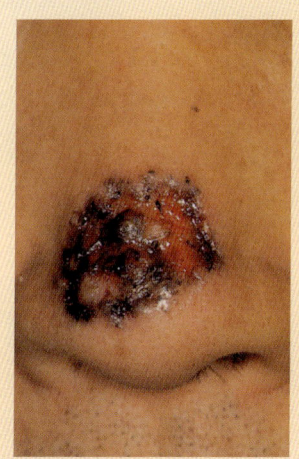

C 皮膚科

■ 解 説

・写真より，基底細胞癌が考えられる。

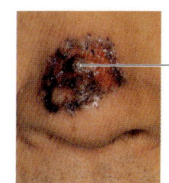

黒褐色で光沢のある，顔面正中部の皮疹

・誘因として，日光の長期曝露がある。

正解 a

C-12 有棘細胞癌

squamous cell carcinoma

概　要
- 表皮ケラチノサイトから生じる皮膚癌で，角化傾向が少ないほど悪性度が高い。
- 露光部（顔面，手背など）に好発する。
- 比較的早期にリンパ行性転移をする。

病　因
- 前駆症として，熱傷瘢痕，尋常性狼瘡，慢性円板状エリテマトーデス，褥瘡，慢性放射線炎，Bowen 病，日光角化症，白板症，色素性乾皮症，慢性ヒ素中毒，AIDS などがある。

症　状
- 小丘疹〜結節で始まり，腫瘤，潰瘍を形成して，易出血性となる。
- 二次感染を併発すると，特異な悪臭（癌臭）を放つ。

検　査
- 病理組織検査（生検）
  →確定診断となる。

治　療
- 外科的切除術

12 有棘細胞癌

典型問題

85B-90 70歳の女性。1年前から次第に増大する皮疹を主訴として来院した。皮疹の写真を別に示す。

最も考えられるのはどれか。

a サルコイドーシス b Bazin 硬結性紅斑 c 神経線維腫
d 基底細胞上皮腫 e 有棘細胞癌

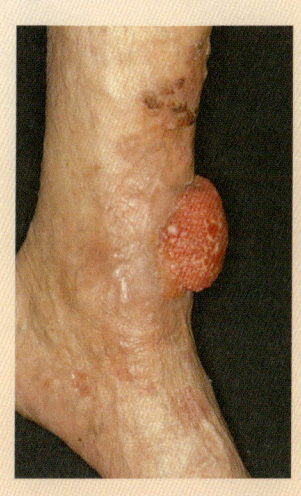

C 皮膚科

■解 説

・写真より、有棘細胞癌が考えられる。

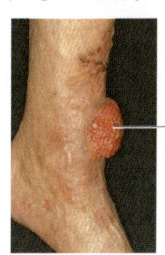

不整型な紅色の結節状病変

正解 e

C-13 悪性黒色腫（メラノーマ）
malignant melanoma（MM）

概　要
- メラノサイトが悪性化した皮膚癌である。
- リンパ行性，または血行性に転移しやすく悪性度が高い。
- 日本人では足底に好発し，粘膜にも発生する。
- 腫瘍が播種するため，生検は**禁忌**。

診　断
- 悪性黒色腫を疑わせる臨床所見（ABCD 診断基準）

Asymmetry	非対称性（不規則形）
Border irregularity	境界不明瞭
Color variegation	色調多彩
Diameter	直径 6 mm 以上

治　療
- 外科的広範切除術
  → 第一選択だが，遠隔転移をしているものには適応なし。
- 化学療法
  → 遠隔転移している場合に適応となるが，奏効率は低い。
- 放射線療法
  → 放射線感受性が低く，補助的に行われる。

13 悪性黒色腫（メラノーマ）

典型問題

96F-16 72歳の男性。3年前から左足底に皮疹が出現し，徐々に拡大してきたため来院した。左足底の写真（A）と病理組織 H-E 染色標本（B）とを別に示す。
考えられる疾患はどれか。

a 褥瘡
b 色素性母斑
c café au lait 斑
d 有棘細胞癌
e 悪性黒色腫

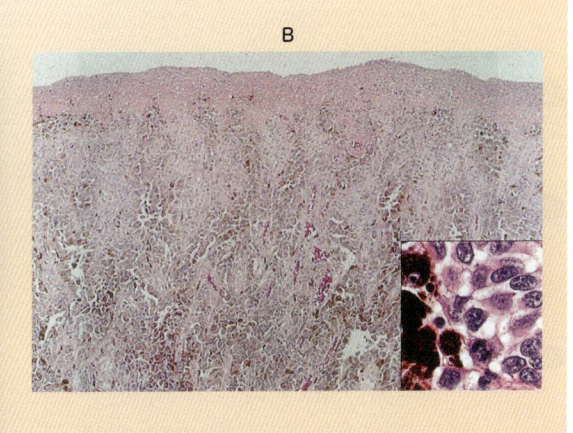

A

B

■ 解 説

・足底の写真では，黒色の皮疹がみられ，悪性黒色腫が考えられる。
・組織像では，メラノソームを多く含む褐色の細胞が認められ，核が大きい。

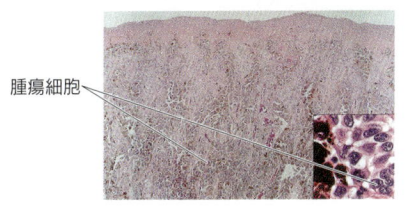

腫瘍細胞

正解 e

C-14 肥満細胞症（色素性じんま疹）
mastocytosis

概念
- 皮膚および全身の臓器に肥満細胞が異常増殖する疾患である。
- 肥満細胞腫とも呼ばれる。
- 肥満細胞の腫瘍化には突然変異が関与している。
- 幼小児例の約半数は自然寛解する。

症状
- 生後まもなくに，褐色斑，丘疹，結節が出現する。
- Darier 徴候陽性。
- 物理的刺激，化学的刺激で，症状が悪化する。

検査
- 病理組織検査
  →肥満細胞の浸潤を認める。
- 血液検査
  →血中ヒスタミン値上昇

治療
- 抗ヒスタミン薬，抗アレルギー薬
  →ケミカルメディエーターの抑制。
- 副腎皮質ステロイド薬外用または内服
- PUVA 療法

補足
- Darier 徴候：肥満細胞症において皮疹に機械的刺激を加えると，肥満細胞からヒスタミンが放出され，膨疹が容易に生じることをいう。なお，Darier 病とは関係ない。

14 肥満細胞症（色素性じんま疹）

典型問題

82B-73 3歳の女児。大腿に貨幣大の扁平隆起性皮疹がある。爪先で擦過したところ写真のような所見が得られた。

考えられるのはどれか。

a 皮膚線維腫　　b 海綿状血管腫　　c 脂腺母斑
d 肥満細胞症　　e 肥厚性瘢痕

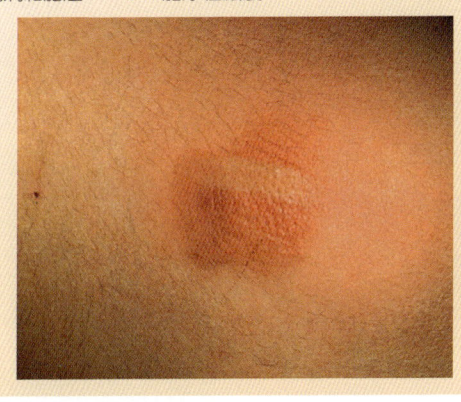

■ 解 説

・刺激によって膨疹が現れており，Darier 徴候陽性である。
・Darier 徴候陽性なのは，肥満細胞症である。

正解 d

C-15 Celsus 禿瘡 (ケルスス とくそう)

kerion celsi

概要
- 頭部に発症する，浅在性白癬菌症である。

病因
- *Microsporum canis* が原因菌であることが多く，犬，猫から感染する。
- 副腎皮質ステロイド薬の誤用

症状
- 膿疱，膿瘍，痂皮，排膿，脱毛（容易に毛髪が抜ける），圧痛

検査
- KOH 法
  → 真菌要素の検出

治療
- 抗真菌薬の内服
  → 外用はあまり効果なし。

15 Celsus 禿瘡

典型問題

85B-89〔改変〕 12歳の女児。頭部の皮疹を主訴として来院した。皮疹の写真を別に示す。

この疾患について正しいのはどれか。2つ選べ

a 熱帯魚の飼育歴がある。
b 病変部の毛髪は容易に抜ける。
c 病変部から真菌要素が検出される。
d 細胞性免疫は低下している。
e ペニシリンが有効である。

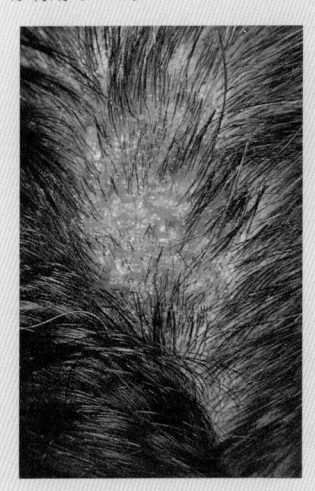

■ 解説

・写真では、脱毛、紅斑、膿疱、痂皮が認められ、Celsus 禿瘡が最も疑われる。
・Celsus 禿瘡は頭部に発症する浅在性白癬菌症で、犬や猫から感染することがある。
・脱毛しやすく、病変部から真菌要素が検出される。
・深在性真菌症ではないので、細胞性免疫が低下しているということはない。
・抗真菌薬の内服が有効である（外用は通常行わない）。

正解 b, c

C-16 疥癬 (かいせん)

scabies

概要
- ヒゼンダニ（疥癬虫）が皮膚に寄生することによる感染症で，皮膚から皮膚への接触感染や寝具を介して感染が広がる。
- 人から人にしか感染しないため，STD（性感染症），家族内感染，院内感染，保育園・老人施設での集団感染を念頭に入れて，治療する。
- 免疫力が低下していると感染しやすく，老人施設や病院での感染が多い。
- 潜伏期間は約1か月である。

症状
- 強い瘙痒を伴う紅色丘疹や小結節が，指間，前腕屈側，陰囊，腋窩，下腹部に好発する。
- 皮疹，瘙痒は疥癬虫の虫体または排泄物に対するアレルギー反応による。
- 夜間に瘙痒が強まる。
- 疥癬トンネル
  → 疥癬虫が角層内をほじくって移動した痕跡が，表皮の白い線条として観察できる。
- ノルウェー疥癬
  → 高齢者や免疫不全者などで疥癬が重症化した場合で，角質増殖がみられる。

検査
- 皮疹部の表皮を採取しKOH法で直接検鏡
  → 虫体，卵を証明すれば確定診断。

治療
- イベルメクチン内服（第一選択薬）
- クロタミトン外用，イオウ含有外用薬，γ-BHC，安息香酸ベンジル

典型問題

97D-8 75歳の男性。瘙痒を伴う皮疹を主訴に来院した。介護老人保健施設入所後から、指間、外陰部に強い瘙痒を伴う発疹が出現した。指間部の写真（A）と角質の苛性カリ標本像（B）とを別に示す。

適切な治療薬はどれか。

a 抗真菌外用薬
b 抗ウイルス外用薬
c ビタミン D_3 外用薬
d イオウ含有外用薬
e 副腎皮質ステロイド外用薬

A　　　　　　　　　　　B

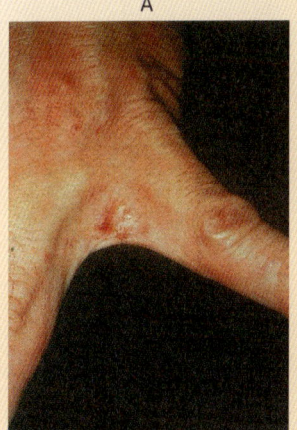

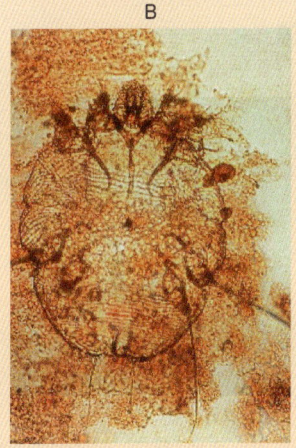

■ 解説

・指間に疥癬トンネルがみられる。

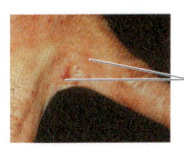

疥癬トンネル

・苛性カリ標本像は疥癬虫である。
・治療はイオウ含有外用薬を頸部より下全身に塗布する。

正解 d

Compact Minor Note／C 皮膚科

C-17 尋常性天疱瘡 (てんぽうそう)

pemphigus vulgaris

概　要
- 表皮角化細胞間の接着分子であるデスモゾームを構成するデスモグレイン3（Dsg3）に対する自己抗体によって発症する。

疫　学
- 中高年に好発する。

症　状
- 多くは，突然発生する口腔粘膜のびらん，潰瘍から始まる。
- 大小様々の弛緩性水疱が，摩擦の多い部位（背，足など）に好発する。

検　査
- Nikolsky 現象陽性
- 血液検査
  → 好酸球数増加，抗デスモグレイン3抗体陽性。
- 病理組織検査
  → 棘融解(きょくゆうかい)による表皮内水疱。
- 蛍光抗体法
  → 表皮細胞間にIgG沈着。
- Tzanck(ツァンク) 試験陽性

治　療
- 第一選択薬
  → 副腎皮質ステロイド薬全身投与
- 血漿交換
- 免疫抑制薬，金製剤などを投与することもある。

補　足
- **弛緩性水疱**：押すとブヨブヨの水疱である。
  → 逆にパンパンに張った水疱を緊満性水疱といい，類天疱瘡でみられる。
- **棘融解**：表皮の細胞間橋が変性し，ケラチノサイトがバラバラになった状態である。
- **Tzanck 試験**：水疱内容を採取し塗抹，検鏡すると，天疱瘡では Tzanck 細胞（変性した細胞）が，水痘・帯状疱疹・単純ヘルペスではウイルス感染した多核巨細胞が観察される。

17 尋常性天疱瘡

典型問題

100F-9 50歳の女性。口腔内のびらんと体幹の水疱，びらんとを主訴に来院した。3か月前から口腔内に難治性のびらんが生じ，2か月前から体幹に水疱とびらんとを認めるようになった。入院後，副腎皮質ステロイド薬（1mg/kg/日）を2か月間投与したが効果がなかった。2週前から収縮期血圧 230 mmHg，空腹時血糖 350 mg/dl で，尿糖が強陽性となった。入院時の胸腹部の写真（A）と皮膚生検 H-E 染色標本（B）とを別に示す。

現時点での対応として適切なのはどれか。

a 血漿交換
b PUVA療法
c 抗菌薬静注
d レチノイド内服
e 副腎皮質ステロイド薬の即時投与中止

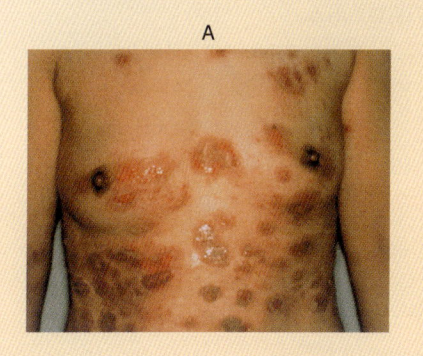

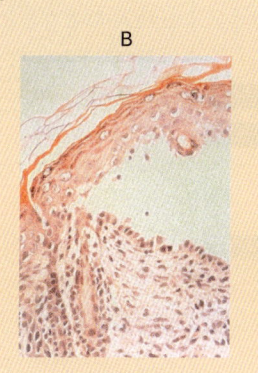

A B

■ 解 説

・写真と症状より尋常性天疱瘡と考えられる。

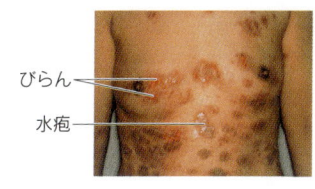

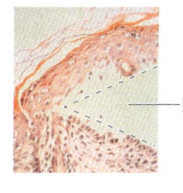

びらん
水疱
棘融解による水疱

・ステロイドの副作用が出ている。
・難治性の尋常性天疱瘡では，血漿交換の併用が行われる。
・ステロイドの即時中止は，副腎クリーゼを起こすので**禁忌**である。

正解 a

Compact Minor Note／C 皮膚科

C-18 尋常性乾癬
psoriasis vulgaris

概　要
- 代表的な炎症性角化症（角化症＋炎症症状）の一つである。
- 表皮細胞の増殖が亢進して，ターンオーバー時間が短縮する。
- 慢性に寛解，増悪を繰り返す。

疫　学
- 日本人より，白人に多い。
- 男女比は 2：1 で男性に多く，青年期～中年期に好発する。

病　因
- 原因は不明であるが，家族内発生があることより，多因子遺伝が関与している。
- HLA-Cw6 などとの相関もある。
- 誘発因子として，日光，外傷，感染などの刺激がある。

症　状
- 紅色丘疹，銀白色の鱗屑を付着した紅斑，瘙痒は少ない。

検　査
- Auspitz 現象（アウスピッツ），Köbner 現象（ケブネル），蝋片現象（ろうへんげんしょう）が認められる。
- 病理組織検査（皮膚生検）
  → 不全角化，表皮突起の延長，Munro 微小膿瘍（ムンロー）

治　療
- 局所療法
  → 副腎皮質ステロイド薬外用，ビタミン D₃外用
- 全身療法
  → PUVA 療法，ビタミン A 酸誘導体（エトレチナート），免疫抑制薬

補　足
- **Auspitz 現象**：鱗屑を剥がすと点状出血をきたす。
- **Köbner 現象**：外的刺激を受けた部位に，疾患固有の皮疹が生じる。
- **蝋片現象**：鱗屑をこすると蝋のように剥かれる。

典型問題

89D-31 46歳の男性。1年前から頭部に，次いで肘部と膝部とに厚い銀白色の鱗屑が付着する径3×4cm大までの境界明瞭な紅斑が生じている。海水浴で強く日焼けした数日後から同様の皮疹が全身に多発してきた。軽い瘙痒がある。診断確定に最も重要なのはどれか。

a 抗核抗体測定　　b 尿中ポルフィリン値測定
c Tzanck試験　　d 光貼布試験
e 皮膚生検

■解 説

・皮疹の性状から，尋常性乾癬が疑われる。
・尋常性乾癬では日光が誘因となる。
・尋常性乾癬の確定診断には皮膚生検が必要である。

正解 e

C-19 掌蹠膿疱症

pustulosis palmaris et plantaris

概　要
- 手掌足底に対称性の無菌性膿疱が多発する疾患である。

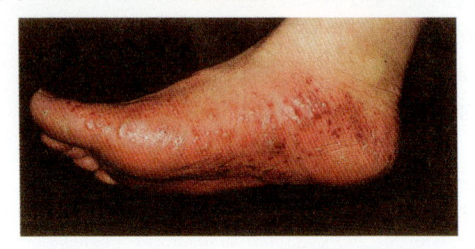

疫　学
- 中年女性に多い。

病　因
- 喫煙，病巣感染（扁桃炎，う歯，副鼻腔炎など），金属アレルギーが原因となっていることがある。

合併症
- 胸肋鎖骨異常骨化（10%）を合併し，胸痛を伴うことがある。

治　療
- 副腎皮質ステロイド薬外用
- 病巣感染など原因の除去が有効なこともある。
- PUVA療法

19 掌蹠膿疱症

典型問題

100H-36 35歳の男性。手足の発疹を主訴に来院した。半年前から，手掌と足蹠とに皮疹が出現した。苛性カリ検鏡法で真菌は陰性である。皮膚生検 H-E 染色標本を別に示す。

この疾患に合併しやすいのはどれか。

a 間質性肺炎　　b 慢性扁桃炎　　c 慢性肝炎
d IgA 腎症　　e 白内障

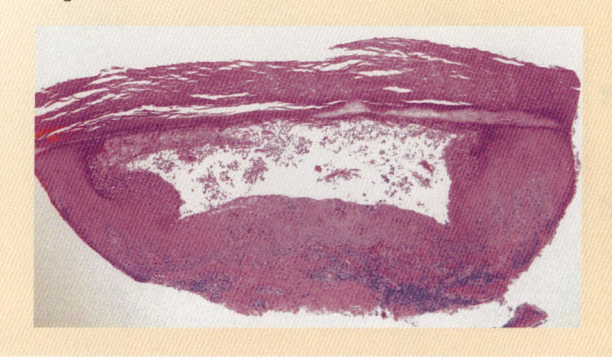

■解 説

・組織像では炎症細胞が浸潤している。

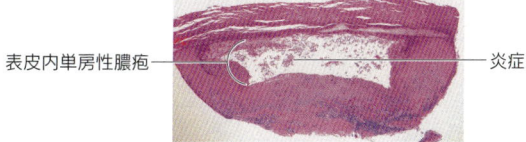

表皮内単房性膿疱　　　炎症細胞浸潤

・病変部位が手掌，足蹠であるので，掌蹠膿疱症が考えられる。
・掌蹠膿疱症では，慢性扁桃炎が原因となることがある。

正解 b

C-20 扁平苔癬
lichen planus

概　要
- 四肢屈側や粘膜に，扁平に隆起する丘疹がみられる皮膚疾患であり，難治性で慢性の経過をとる。

病　因
- 原因として，自己免疫異常，薬剤（降圧薬，脳代謝促進薬，利尿薬など），化学薬品（カラーフイルム現像液など），金属アレルギーによるものがある。

症　状
- 表面光沢のある淡紅色～紫紅色で，扁平隆起する小丘疹が，四肢屈側（特に前腕），粘膜（口腔，外陰）に好発する。
- 瘙痒感，爪変形（約 10％）。

検　査
- Köbner 現象陽性
- Wickham 線条（ウィッカム）
- 病理組織検査
  →液状変性，帯状（band-like）のリンパ球浸潤

合併症
- 有棘細胞癌を合併することがある。

治　療
- 原因の除去
- 副腎皮質ステロイド薬外用（第一選択薬）
- 抗ヒスタミン薬
- 免疫抑制薬を外用することもある。

補　足
- Wickham 線条：オリーブ油をたらすと丘疹表面にみられる，光沢を帯びている灰白色の線条のことで，扁平苔癬に特徴的である。
- 液状変性：リンパ球の攻撃により，表皮基底細胞が空胞状となり，浮腫で基底膜がはっきりしなくなっている状態である。

20 扁平苔癬

典型問題

101H-24 78歳の男性。口腔内病変と四肢の皮疹とを主訴に来院した。3年前から両側頬粘膜に粘膜疹がある。最近，四肢に皮疹が出現してきた。頬粘膜病変の写真（A）と皮膚病変の写真（B）とを別に示す。

最も考えられるのはどれか。

a 白板症
b 扁平苔癬
c Behçet病
d 尋常性天疱瘡
e ヘルペス性歯肉口内炎

A

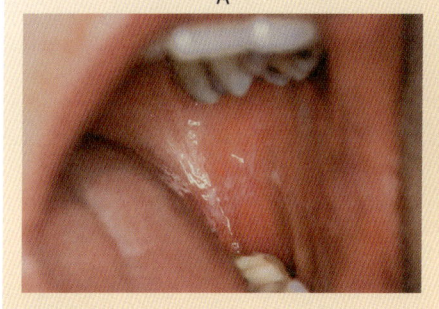

B

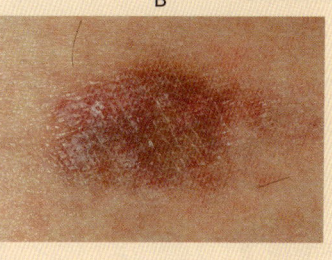

■解説

・写真の皮疹より扁平苔癬が最も疑われる。

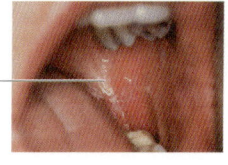

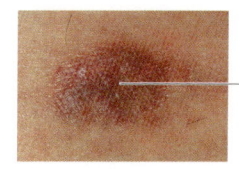

乳白色線条 ——————— 　　　　　　　　——————— 紫紅色の扁平な皮疹

正解 b

C-21 Gibert ばら色粃糠疹

pityriasis rosea Gibert

概　要
- 一過性の炎症性角化症で，初発疹が出現後 1〜2 週間で二次疹が体幹を中心に現れ，1〜3 か月で自然治癒していく。

疫　学
- 10〜30 歳代に多く，春，秋に好発する。

病　因
- ヒトヘルペスウイルス 7（HHV-7）の関与が考えられている。

症　状
- 初発疹
  →ヘラルド斑（herald patch）と呼ばれる，鱗屑を伴う環状の紅斑。
- 二次疹
  →初発疹より小さな楕円形の紅斑が体幹に多発し，皮疹の長軸は皮膚割線の方向に一致しているので，背部では全体としてクリスマスツリー状に見える。
- 瘙痒感は少ない。

治　療
- 副腎皮質ステロイド薬外用
  →治療に反応しないことがあるが，時間がかかっても必ず自然治癒する。

21 Gibertばら色粃糠疹

典型問題

80B-81 26歳の女性。10日前に左肩に母指頭大の紅斑落屑性局面が1個生じ，2日前から体幹に対側性に皮疹が多発してきた。個疹は境界鮮明，楕円形で，辺縁が淡紅色，その内側が鱗屑により縁どられ，中央が淡黄紅色である。皮疹の長軸は皮膚割線方向に一致している。瘙痒は軽く，リンパ節腫脹はない。最も考えられる疾患はどれか。

a 毛孔性紅色粃糠疹　　b 第2期梅毒疹　　c 脂漏性皮膚炎
d Gibertばら色粃糠疹　e 自家感作性皮膚炎

■解説

・10日前の皮疹は初発疹（ヘラルド斑）と考えられる。
・2日前から多発した皮疹が二次疹である。
・「皮疹の長軸は皮膚割線方向に一致している」
　→これだけでGibertばら色粃糠疹と診断できる。

正解 d

Compact Minor Note／C 皮膚科

C-22 色素性乾皮症

xeroderma pigmentosum

概　要
- 高度な光線過敏症状を呈する，先天性高発癌性疾患である。
- 遺伝型式は常染色体劣性遺伝性であり，血族結婚でみられる（約 30%）。

病　因
- 紫外線による DNA 損傷（pyrimidine dimer 形成）の修復機転の酵素の欠損が原因である。

症　状
- 幼児期より露出部に日光皮膚炎の反復，色素沈着，脱色素斑，皮膚乾燥，毛細血管拡張
  → 基底細胞癌，ケラトアカントーマ，有棘細胞癌，悪性黒色腫などの腫瘍を形成する。
- 眼症状
  → 羞明，流涙，結膜炎
- 神経症状
  → 難聴，腱反射低下，小脳失調，神経伝導速度遅延

検　査
- MED の低下

治　療
- 徹底的な遮光

補　足
- MED（minimal erythema dose，最小紅斑量）：中波長紫外線（UVB）を照射して，皮膚に紅斑を生じる最少の紫外線照射量のことで，光線過敏症患者では低下する。

22 色素性乾皮症

典型問題

97A-8 9歳の男児。皮疹を主訴に来院した。乳児期から日光にあたると紅斑が持続し，5歳ころから皮膚の乾燥，萎縮および色素沈着が目立つようになった。血液所見：赤血球420万，Hb 13.0 g/dl，白血球 6,300。顔面の写真を別に示す。

この疾患で正しいのはどれか。

a 常染色体優性遺伝である。
b Köbner 現象がみられる。
c 皮膚悪性腫瘍を高率に合併する。
d 下痢を伴う。
e PUVA 療法を行う。

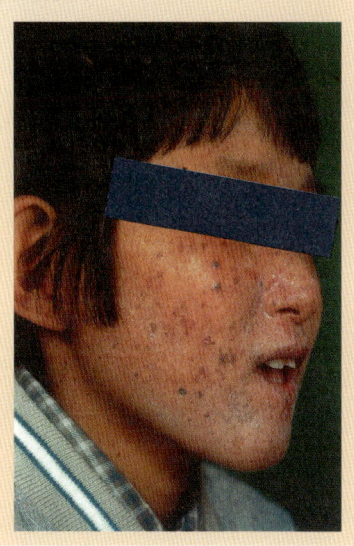

■ 解 説

- 乳児期から光線過敏症が反復，持続しているので，色素性乾皮症が疑われる。
- 色素性乾皮症は常染色体劣性遺伝で，皮膚悪性腫瘍を高率に発症する。
- 治療は，徹底した遮光で，PUVA 療法は逆に**禁忌**である。

正解 c

D 整形外科

Orthopedics

1 整形外科総論 ① …… **150**
2 整形外科総論 ② …… **152**
3 手根管症候群 …… **154**
4 化膿性脊椎炎 …… **156**
5 強直性脊椎炎 …… **158**
6 椎間板ヘルニア …… **160**
7 後縦靱帯骨化症 …… **162**
8 大理石骨病 …… **164**
9 Dupuytren 拘縮 …… **166**
10 肘内障 …… **168**
11 上腕骨顆上骨折 …… **170**
12 先天性股関節脱臼 …… **172**
13 Perthes 病 …… **174**
14 変形性股関節症 …… **176**
15 変形性膝関節症 …… **178**
16 大腿骨頭壊死症 …… **180**
17 急性化膿性骨髄炎 …… **182**
18 化膿性股関節炎 …… **184**
19 骨肉腫 …… **186**
20 骨巨細胞腫 …… **188**
21 大腿骨頸部骨折 …… **190**
22 骨粗鬆症 …… **192**

D-1 整形外科総論 ①

introduction to Orthopedics ①

構造・機能

骨の役割

❏ 骨の役割は次の3つである。

> ①生体の形態支持と内臓の保護
> ②ミネラルの貯蔵庫（特に Ca）
> ③造血

骨の細胞

❏ 骨芽細胞
　→骨形成に関与する細胞である。

❏ 骨細胞
　→骨芽細胞が石灰化骨基質内に埋没した細胞である。

❏ 破骨細胞
　→骨吸収を行う多核巨細胞である。

長管骨の肉眼的構造

❏ 中央の管状部分を骨幹という。

❏ 両端を骨端という。

❏ 骨幹と骨端の間の部分を骨幹端という。

❏ 骨幹端と骨端の境目は骨端線という。

❏ 成長期に成長軟骨板（骨端軟骨）であったところに、骨端線が残る。

❏ 両骨端は関節軟骨で覆われている。

皮質骨と海綿骨

❏ 骨の外郭は緻密な構造で皮質骨という。

❏ 海綿骨は蜂巣状で骨髄内に存在する。

❏ 皮質骨は海綿骨に比べ、多孔度は低く、剛性は高い。

❏ 海綿骨には骨梁構造がある。

❏ 皮質骨は骨単位（オステオン）と呼ばれる、同心円性層構造がある。

❏ オステオンの中心を長軸（縦方向）に走る血管はハバース管という。

❏ ハバース管の間を短軸（横方向）に連絡する血管をフォルクマン管という。

❏ 皮質骨は縦よりも横にかかる力に弱い。

図 D.1 骨組織の構造の模式図

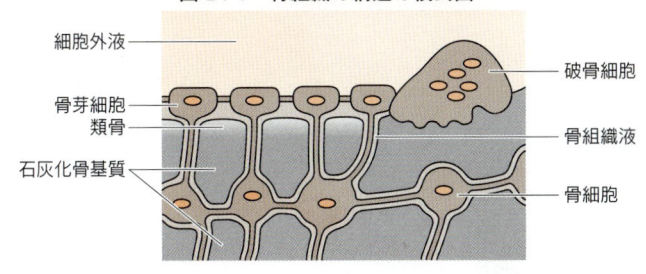

- 細胞外液
- 破骨細胞
- 骨芽細胞
- 類骨
- 骨組織液
- 石灰化骨基質
- 骨細胞

図 D.2 骨の構造

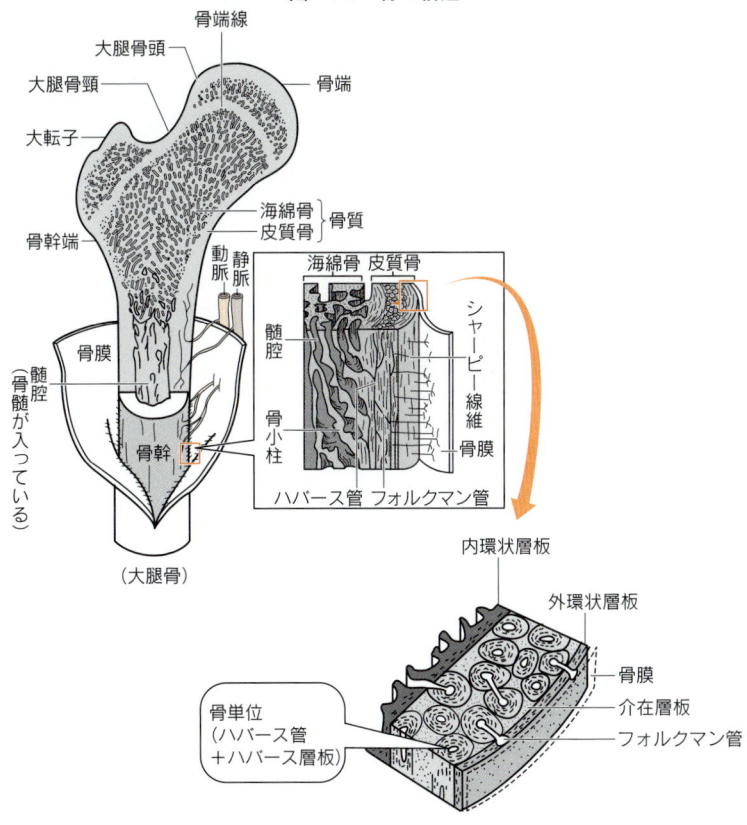

- 骨端線
- 大腿骨頭
- 大腿骨頸
- 大転子
- 骨端
- 海綿骨 / 皮質骨 } 骨質
- 骨幹端
- 動脈
- 静脈
- 海綿骨　皮質骨
- 骨膜
- 髄腔
- シャーピー線維
- 骨小柱
- 骨膜
- 髄腔（骨髄が入っている）
- 骨幹
- ハバース管　フォルクマン管
- （大腿骨）
- 内環状層板
- 外環状層板
- 骨膜
- 骨単位（ハバース管＋ハバース層板）
- 介在層板
- フォルクマン管

D 整形外科

D-2 整形外科総論 ②

introduction to Orthopedics ②

検　査

徒手筋力テスト（MMT）

5〈Normal〉	強い抵抗に抗して，全運動域を動かすことができるもの。
4〈Good〉	ある程度の抵抗に抗して，全運動域を動かすことができるもの。
3〈Fair〉	抵抗を除くと重力には抗して，全運動域を動かすことができるもの。
2〈Poor〉	重力に抗さなければ，全運動域を動かすことができるもの。
1〈Trace〉	関節運動はできないが，筋肉の収縮がみられるもの。
0〈Zero〉	筋収縮が全くみられないもの。

❏ 覚え方

```
           5は問題なし。
              ↓
           0は全くダメ。
              ↓
   2は重力に負けるが，3は重力に勝てる。
              ↓
          1は0〜2の間
              ↓
          4は3〜5の間
```

2 整形外科総論②

典型問題

101C-24 徒手筋力テストで重力に抗して完全に運動できる最小の段階はどれか。

a 5〈Normal〉　b 4〈Good〉　c 3〈Fair〉
d 2〈Poor〉　　e 1〈Trace〉

正解 c

典型問題

87A-100 運動療法の目的とその処方との組合せで適切なのはどれか。

a 徒手筋力1の筋力増強――――等尺性抵抗運動
b 徒手筋力3の筋力増強――――自動介助運動
c 徒手筋力4の筋力増強――――等運動性運動
d 徒手筋力5の筋力低下防止――他動運動
e ギプス包帯固定中の筋力増強――等張性抵抗運動

■解説

・等尺性運動は、関節を動かさず、筋がその長さを変えずに収縮する静的な運動。MMT1では行われない。
・自動介助運動は、援助者の補助を受けながらも自力で関節を動かして筋力訓練を行う運動。普通、MMT2の症例に適応がある。
・等運動性運動は、肢節の運動速度を一定にし、しかも全関節可動域にわたって筋を最大収縮させる運動。MMT4の症例に適応がある。
・他動運動は、可動域の改善を目的として援助者が患者の関節を動かす運動。筋力訓練ではない。
・等張性運動は、関節を動かしながら筋収縮をさせる運動。ギプス中は不可能。

正解 c

D-3 手根管症候群

carpal tunnel syndrome

概　要
- 手関節部での正中神経の絞扼性末梢神経障害である。

病　因
- 基礎疾患として，糖尿病，慢性腎不全，関節リウマチ，甲状腺機能低下症などがある。
- 特発性のものは女性に多く，妊娠期と閉経期に発症しやすい。

症　状
- 正中神経領域の知覚障害および母指球筋の萎縮が主訴である。
- 母指球筋の萎縮が著しいと，猿手と呼ばれる。

検　査
- Tinel 徴候
  →手関節部の叩打により放散痛を生じる。
- Phalen 徴候
  →手関節を屈曲位で 1 分間保つと，手指のしびれが増強し，正常位に戻すと軽快する。

治　療
- 局所の安静
- 副腎皮質ステロイド薬局注
- 手根管切開術
  →上記治療で改善しない場合。

3 手根管症候群

典型問題

94B-73〔改変〕 手根管症候群でみられるのはどれか。2つ選べ。

a 母指球筋萎縮
b 手背骨間筋萎縮
c 手関節背屈障害
d 手根部掌側叩打放散痛
e 小指感覚障害

■解　説

・手根部掌側叩打放散痛とは，Tinel 徴候のことである。

正解 a, d

典型問題

101G-44 54歳の女性。手指のしびれと脱力とを主訴に来院した。3か月前から右母指，示指および中指にしびれを感じ，特に朝，目を覚ました時に強い。裁縫の針を持つ指に力が入らない。右母指球筋に萎縮があり，右母指と示指とに表在覚の低下を認める。

最も考えられるのはどれか。

a 頸髄腫瘍
b 橈骨神経麻痺
c 肘部管症候群
d 手根管症候群
e 多発性神経炎

■解　説

・右母指，示指，中指の知覚は，正中神経支配である。

正解 d

D-4 化膿性脊椎炎

pyogenic spondylitis

概　要
- 化膿菌による脊椎炎であり，脊椎前方が圧倒的に多い。
- 好発部位は腰椎であり，炎症性の泌尿器疾患や腹部疾患から波及するものが多い。

疫　学
- 好発年齢は 50〜60 歳代で，高齢化傾向にある。

病　因
- 起炎菌は黄色ブドウ球菌が最も多く，最近では MRSA が増加している。
- 血行性感染が大部分であるが，開放創や手術などによる直接感染もある。

症　状
- 発熱や局所の疼痛を訴える。
- 炎症が椎間板に波及し，椎間板の狭小化がみられる。

治　療
- 抗菌薬（第一選択）
  →MRSA に対しては，バンコマイシンを使う。
- 手術療法
  →椎体破壊が高度な場合や進行性の麻痺例では，病巣の切除，除圧が行われる。

典型問題

96H-70 化膿性脊椎炎について正しいのはどれか。

a 脊椎後方部に好発する。
b 小児に好発する。
c 起因菌は黄色ブドウ球菌が多い。
d 血行性感染は少ない。
e 椎間板腔狭小化はみられない。

■解 説

・化膿性脊椎炎は脊椎前方が圧倒的に多く，50〜60歳代に好発する。
・起炎菌は黄色ブドウ球菌が最も多く，大部分は血行性感染である。
・炎症が椎間板に波及し，椎間板の狭小化がみられる。

正解 c

D-5 強直性脊椎炎
ankylosing spondylitis

概　要
- 仙腸関節および脊椎の慢性炎症を特徴とする疾患である。

疫　学
- 男性に多く（90％），20歳代に好発する。
- 家族内発生が多い。

病　因
- 原因は不明であるが，HLA-B27の陽性率が非常に高い（90％以上）。

症　状
- 3か月以上続く炎症性腰痛，腰椎運動制限，胸郭運動制限

検　査
- 血液所見
  - →赤沈の亢進，リウマトイド因子陰性
- 脊椎エックス線単純写真
  - →仙腸関節の骨性癒合，竹節様脊椎（bamboo spine）

治　療
- 理学的療法
- 薬物療法
  - →NSAIDs，副腎皮質ステロイド薬
- 矯正手術
  - →変形が著しい場合

5 強直性脊椎炎

典型問題

84D-29 42歳の男性。4年来の腰痛で来院した。最近，特に起床後約3時間は疼痛が強いが，運動後は軽快する。父も40歳代から腰痛に悩んでいた。Hb 11.4 g/dl，白血球 6,600。赤沈 52 mm/1時間，リウマトイド因子陰性。腰椎エックス線単純写真を別に示す。

診断確定に有用な検査はどれか。

a 血清蛋白免疫電気泳動
b HLAタイピング
c 逆行性尿路造影
d 骨シンチグラフィ
e 骨髄生検

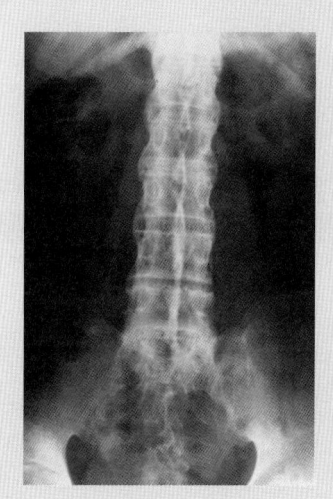

■解説

・画像では bamboo spine が認められ，強直性脊椎炎と診断される。

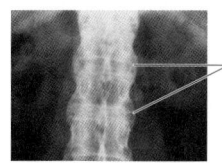

椎間関節の骨癒合，bamboo spine

・強直性脊椎炎では HLA-B27 の陽性率が非常に高い。

正解 b

D-6 椎間板ヘルニア

disc herniation

概要
- 椎間板にかかる異常な外力により，線維輪が破れて中心の髄核が流れ出る。構造の差から，頸椎より腰椎に生じやすく，胸椎にはまれである。

高位診断
- 頸椎椎間板ヘルニアによる神経根症状の高位診断

障害椎間板	神経根	反射低下，消失	筋障害	感覚障害
C4/C5	C5	上腕二頭筋反射	三角筋 上腕二頭筋	上腕外側
C5/C6	C6	腕橈骨筋反射	上腕二頭筋 腕橈骨筋	前腕橈側
C6/C7	C7	上腕三頭筋反射	上腕三頭筋	中指

- 腰椎椎間板ヘルニアによる神経根症状の高位診断

障害椎間板	神経根	反射低下，消失	筋障害	感覚障害
L3/L4	L4	膝蓋腱反射	大腿四頭筋	大腿前面 下腿内側
L4/L5	L5	すべて正常	前脛骨筋 長母趾伸筋 長趾伸筋	足背部 下腿前外側
L5/S1	S1	アキレス腱反射	下腿三頭筋 長母指屈筋 長趾屈筋	下腿外側 足部外側

6 椎間板ヘルニア

典型問題

101G-45 36歳の女性。腰痛と右下肢のしびれとを主訴に来院した。3週前，掃除中に急に強い腰痛が出現し，その後も持続している。1週前から右足部のしびれも自覚している。腰椎には前屈制限があり，Lasègue 徴候は右下肢で陽性である。膝蓋腱反射とアキレス腱反射とに異常を認めない。徒手筋力テストで右長母趾伸筋と右長趾伸筋とが 4〈good〉，他の筋は 5〈normal〉である。右下腿外側と足背とに触覚の低下を認める。腰椎単純 MRI の T2 強調矢状断像（A）と T1 強調横断像（B）とを別に示す。

障害されている可能性の高い神経根はどれか。

a L3　b L4　c L5　d S1　e S2

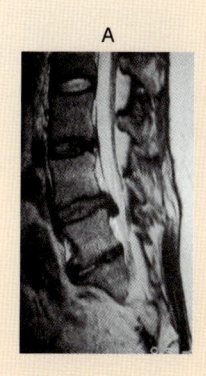

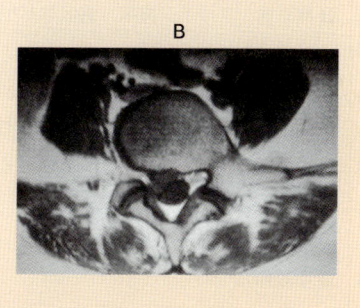

A　　　B

■ 解 説

・Lasègue 徴候とは，仰臥位にて股関節を 90°に固定し，膝関節を伸展した際に下肢に放散痛を生じ伸展できない場合を陽性とする。陽性では，L4/5 または L5/S1 椎間板ヘルニアが強く疑われる。同様な試験に下肢挙上試験（SLR test）がある。
・右長母趾伸筋，右長趾伸筋は L5 支配である。
・右下腿外側，足背の知覚は L5 支配である。
・画像では L4/L5 のヘルニアが認められる。

L4/L5のヘルニア

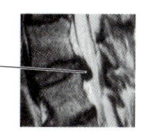

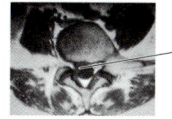

右後方に突出している

正解 c

D-7 後縦靱帯骨化症
ossification of the posterior longitudinal ligament (OPLL)

概要
- 後縦靱帯が骨化することにより，脊柱管狭窄をきたし，脊髄または神経根の圧迫障害をきたす疾患である。
- 頸椎に最も多いが，胸椎，腰椎にも生じる。
- 外傷を契機にして，急に発症あるいは症状増悪することが多い。

疫学
- 日本人に多い。
- 男女比は2：1で男性に多く，40〜50歳代に好発する。

病因
- 糖尿病，ホルモン異常，遺伝などが，全身的因子として考えられている。

症状
- 初発症状は項頸部痛，上肢のしびれ・痛みで始まることが多い。
- 進行すると下肢のしびれ・痛み，知覚鈍麻，筋力低下，上下肢の腱反射異常，病的反射などが出現し，痙性麻痺を呈する。

合併症
- 頸椎症（頸椎骨軟骨症）を伴うことが多い。

治療
- 保存的治療
  →頸椎固定装具の装着，頸椎牽引。
- 手術療法
  →除圧術で脊髄の圧迫を解く。

7 後縦靱帯骨化症

典型問題

76C-40 56歳の男性。8年前頃より左手が後ろに回らなくなり，肩が痛くて手が挙がりにくいこともあった。5年前，転倒し左肩・足を打撲した。その後，左手・左足底にしびれ感が現れた。<u>両側Th2以下の知覚低下，両側上下肢の筋力低下と腱反射亢進，両側Babinski徴候陽性</u>を認める。頸椎単純エックス線写真を別に示す。

この疾患について**適切でない**のはどれか。

a 男性に多い。
b 40〜50歳代に多い。
c 頸椎骨軟骨症を伴うことが多い。
d 胸椎，腰椎にも同様の変化が出る。
e 治療として手術的に病巣部を全摘出する。

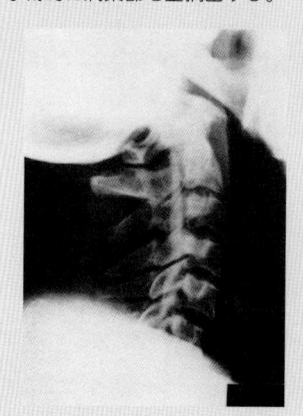

■ 解説

・画像では連続する骨化がみられる。
・後縦靱帯骨化症は男性に多く40〜50歳代に好発する。
・頸椎骨軟骨症を伴うことが多い。
・頸椎に最も多いが，胸椎，腰椎に及んでいることも多いので，調べる必要がある。
・治療としては，保存的治療（頸椎固定装具），手術療法（除圧術）がある。

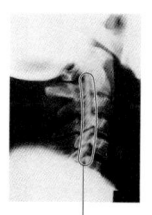

骨化像

正解 e

D-8 大理石骨病
osteopetrosis

概　要
- 破骨細胞の機能不全により，全身の骨硬化を生じる疾患である。

症　状
- 易骨折性
  → 弾力性のない脆い骨（chalk bone）が形成されるため。
- 易感染性，貧血，出血傾向，肝脾腫
  → 未熟骨で骨髄が満たされ骨髄機能不全となるため。
- 脳神経圧迫症状
  → 頭蓋底の硬化肥厚による。

治　療
- それぞれの症状に対して対症療法
- 骨髄移植

8 大理石骨病

典型問題

新作問題 大理石骨病について正しいのはどれか。2つ選べ。

a 骨芽細胞の機能不全が原因である。
b 骨髄機能不全がみられる。
c 骨折しやすい。
d 血清アルカリホスファターゼ値が上昇する。
e 低リン血症をきたす。

■ 解 説

・大理石骨病は，破骨細胞の機能不全により，全身の骨硬化を生じる疾患である。
・未熟骨が骨髄腔を閉鎖するために骨髄機能不全となり，易感染性，貧血，出血傾向，肝脾腫を示す。
・易骨折性を示す。
・血清アルカリホスファターゼ値は上昇しない。
・低リン血症はきたさない。

正解 b，c

D-9 Dupuytren拘縮 (デュピュイトラン)
Dupuytren's contracture

概　要
- 手掌腱膜の瘢痕性肥厚で，無痛性のいくつもの結節が生じて縦方向につながっていく。
- 皮膚と腱膜が硬く癒着し，その部分が収縮して盛り上がり，屈曲拘縮をきたす。
- 好発部位は環指で，両側性に発生することが多い。

病　因
- 原因は不明であるが，家族内発生がみられる。
  → 遺伝性を示唆

疫　学
- 男女比は8：1で男性に多く，50歳代以降に好発する。
- 白人に多く黒人には少ない。

治　療
- 保存的療法はあまり効果がない。
- 手術療法
  → 腱膜切離術，腱膜切除術

9 Dupuytren拘縮

典型問題

95B-57 Dupuytren拘縮について**誤っている**のはどれか。

a 男性に発症しやすい。
b 多くは両側性である。
c 手掌腱膜の瘢痕性肥厚である。
d 母指に発症しやすい。
e 手指の屈曲拘縮を起こす。

■解 説

・Dupuytren拘縮は，手掌腱膜の瘢痕性肥厚であり，手指の屈曲拘縮を起こす。
・男性に多く，環指に好発する。
・両側性に発生することが多い。

正解 d

D-10 肘内障

pulled elbow

概　要
- 前腕回内位で強く引っ張ることによって，橈骨頭が輪状靱帯の遠位に亜脱臼した状態である。

疫　学
- 2〜4歳の幼児に好発する。

症　状
- 上肢を弛緩性に下垂し，肘伸展，前腕を回内位として動かさず，麻痺したような形を示す。

治　療
- 徒手整復
  →前腕を回外し，橈骨頭を押しながら肘関節を屈曲させる。

10 肘内障

典型問題

74B-61〔改変〕 小児の肘内障につき適切なのはどれか。2つ選べ。

a 前腕は回内位をとっている。
b 本態は肘関節の不完全脱臼である。
c 患児は肘のみでなく上肢全体を動かさない。
d 徒手整復が困難のときは持続牽引を行う。
e 整復後数日間は副子固定を行う。

■解説

・橈骨頭の輪状靱帯外への亜脱臼である。
・前腕を回内位として，上肢全体を動かさなくなる。
・徒手整復をすると，すぐに動かせるようになる。

正解 a, c

典型問題

81C-43 2歳の男児。歩行中に転倒しそうになり，母親が右手を強く引っ張り上げたところ，急に泣き出し，以後，全く右上肢を使わなくなった。
最も考えられる疾患はどれか。

a 腕神経叢麻痺　　b 上腕骨顆上骨折　　c 肩関節脱臼
d 肘関節脱臼　　　e 肘内障

■解説

・肘内障は，2〜4歳の幼児の前腕を強く引っ張った時に生じやすい。

正解 e

D-11 上腕骨顆上骨折

supracondylar fracture

概　要
- 小児の骨折の中で高頻度であり，すべり台やブランコなどから転落した際に，肘関節を伸展位にして，手をついて生じることが多い。

疫　学
- 男児の左側に多く，3～10 歳に好発する。

症　状
- 肘部の腫脹，疼痛，圧痛

検　査
- エックス線検査
  →転位の方向を確認する。

合併症
- 橈骨神経麻痺，正中神経麻痺
  →整復とともに回復する。
- 内反肘
  →整復が不十分な場合。
- Volkmann 拘縮（フォルクマン）

治　療
- 牽引療法
  → 2 週間前後で，骨折部が安定したらギプス固定に替える。
- 徒手整復法
  →全身麻酔下に行い，ギプス固定をする。
- 手術療法
  →Kirschner 鋼線（キルシュナー）を刺入して，骨折部を固定する。

補　足
- **Volkmann 拘縮**：循環障害のために前腕屈筋群が壊死になり，瘢痕化して拘縮を生じる。初期徴候は 5P（疼痛 pain，蒼白 pallor，運動麻痺 paralysis，知覚異常 paresthesia，脈拍消失 pulseless）である。緊急に筋膜切開をする必要がある。

11 上腕骨顆上骨折

典型問題

97A-48 7歳の男児。右前腕の激痛を訴え母親に連れられて受診した。8時間前，右上腕骨顆上骨折に対して徒手整復後ギプス固定を受けている。直ちにギプスを除去したが症状は改善しない。右橈骨動脈は弱く触知する。右手指を他動的に伸展すると疼痛は著しく増強する。
　適切な処置はどれか。
　a　冷罨法　　　b　筋膜切開　　　c　麻薬の投与
　d　患肢の挙上　　e　マッサージ

■解 説

・Volkmann拘縮が生じており，筋膜切開をする必要がある。

正解 b

典型問題

97H-51 上腕骨顆上骨折に最も生じやすい後遺障害はどれか。
　a　外反変形　　　b　内反変形　　　c　橈骨神経麻痺
　d　正中神経麻痺　e　尺骨神経麻痺

■解 説

・内反変形（内反肘）を合併しやすい。

正解 b

D-12 先天性股関節脱臼
congenital dislocation of the hip（CDH）

概　　要
- 生下時に股関節の不安定性があり，徐々に脱臼へと進展する。
  （呼称に相違し，大半は先天性ではない）

疫　　学
- 男女比は 1：5 で女児に多く，左側にみられやすい（3 倍）。

病　　因
- 原因は不明であるが，以下のリスク要因がある。

①骨盤位分娩
②秋冬生まれ
③股関節脱臼の家族歴

診　　断
- 新生児期
  →Ortolani の click 徴候（オムツ替えのとき「コクッ」と鳴る）
- 乳児期
  →開排制限，大腿部の皺の数や位置の非対称性，大転子高位，Allis 徴候（見かけの脚長差）
- 幼児期
  →Trendelenburg 徴候（患肢での片足立ちで，健側の骨盤が下がる）

治　　療
- 新生児期
  →開排位を妨げないように育児指導をして，経過観察。
- 乳児期
  →リーメンビューゲル装具
- 幼児期（1 歳～3 歳）
  →オーバーヘッド牽引
- 3 歳以降
  →観血的整復

典型問題

87B-76 生後4か月の乳児。健康診査で先天性股関節脱臼を指摘された。最初に行う治療はどれか。

a オーバーヘッド牽引
b 大腿骨直達牽引
c リーメンビューゲル装具
d von Rosen 装具
e Lorenz ギプス包帯

■解 説

・乳児期の治療にはリーメンビューゲル装具を用いる。

正解 c

D-13 Perthes病（ペルテス）

Perthes' disease

概要
- 骨端症（虚血性骨端壊死）とは，成長期に生じる，骨端部の阻血性骨壊死である。
- Perthes病は骨端症のうちの一つであり，大腿骨近位骨端部の虚血性壊死が特徴である。

疫学
- 男児に多く（5：1），好発年齢は4〜7歳である。
- 発症年齢が低いほど予後は良好である（4歳以下は治療の必要なし）。
- 家族内発生がある。

症状
- 跛行と疼痛が主症状で，股関節の運動制限（外転，内旋，屈曲）は必ずみられる。
- 片側性のものが多い（9：1）。

病因
- 原因は不明だが，発育期の血行動態異常，外傷，素因，内分泌障害などが考えられる。

検査
- 骨盤部エックス線写真
  → 関節裂隙の拡大，骨端核の扁平化。

治療
- 保存療法が原則
  → 装具療法が良い適応で，股関節を外転し免荷する外転免荷装具がよく用いられる。
- 手術療法
  → 骨頭を臼蓋内に保つために，大腿骨内反骨切り術，骨盤骨切り術を行うことがある。

典型問題

98D-45 6歳の男児。跛行と左大腿部の運動痛とを主訴に、母親に連れられて来院した。3日前に母親が跛行に気付き聞いたところ、1か月前から運動をしたとき左大腿部に軽い痛みがあったとのことである。既往歴に特記することはない。左股関節の可動域制限と軽度の跛行とがある。血液検査所見に異常はない。両股関節エックス線単純写真を別に示す。

この疾患で正しいのはどれか。2つ選べ。
a 両側発症が多い。　　　　b 発症頻度に性差はない。
c 装具療法が有効である。　d 軟骨代謝異常を伴う。
e 年少児の方が年長児より予後が良い。

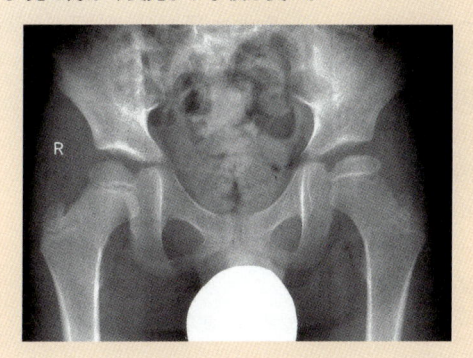

■ 解 説

・画像では左大腿骨頭の扁平化がみられ、Perthes病が最も疑われる。

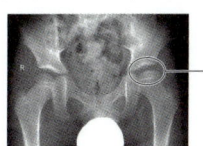

扁平化

・Perthes病は原因不明で、男児に好発し、片側性が多い。
・装具療法の良い適応である。
・発症年齢が低いほど予後良好である。

正解 c, e

D-14 変形性股関節症
osteoarthritis of the hip

概　要
- 様々な原因により，関節軟骨の退行変性と，骨・軟骨の増殖性変化が生じた，慢性進行性の股関節疾患である。

疫　学
- 中高年の女性に多い。

分　類
- 一次性
  →特に原因がない場合。
- 二次性（我が国では約 90％を占める）
  →先天性股関節脱臼，Perthes 病，大腿骨頭すべり症など幼小時の疾患に続発したもの。

症　状
- 股関節部の疼痛
- 跛行（脚長差や疼痛のため）
- 股関節に可動域制限

検　査
- エックス線写真
  →関節裂隙狭小化，骨硬化像，骨嚢胞，骨棘形成，臼底部の二重陰影

治　療
- 保存的療法
  →減量，杖使用，理学療法，薬物療法（除痛目的に NSAIDs を投与）
- 手術療法
  →骨切り術，関節固定術，人工関節置換術

14 変形性股関節症

典型問題

100 I-8 72歳の女性。左股関節痛と歩行困難とを主訴に来院した。1年前から歩行開始時に左股関節痛を自覚し、最近では歩行時に跛行と強い疼痛とを伴うようになった。先天性股関節脱臼の既往がある。下肢長は右75 cm、左74 cm、大腿周径は右43 cm、左41 cmである。左股関節エックス線単純写真を別に示す。

考えられる疾患はどれか。

a 関節リウマチ　　b 変形性股関節症　　c 大腿骨頭壊死症
d 滑膜骨軟骨腫症　　e 大腿骨頭すべり症

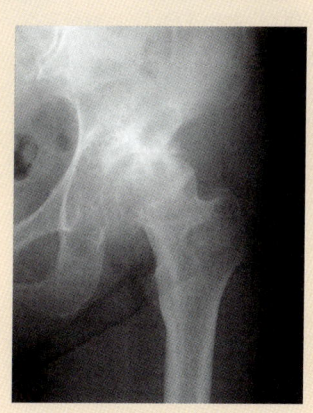

■解説

- 左股関節痛、跛行、画像所見より変形性股関節症が考えられる。
- 下肢長の左右差は亜脱臼を示唆し、跛行の原因となっている。
- 大腿周径の左右差は、疼痛による筋力低下が考えられる。
- 先天性股関節脱臼は二次性変形性股関節症の代表的原因である。
- 画像で、嚢胞形成、骨棘形成、関節裂隙の狭小化が認められる。

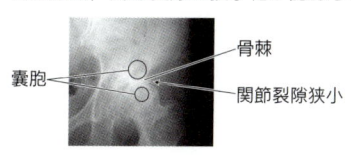

嚢胞　骨棘　関節裂隙狭小

正解 b

D-15 変形性膝関節症

osteoarthritis of the knee

概　要
- 加齢により関節軟骨が徐々に退行性変性をきたしたもので，大腿四頭筋萎縮がみられる。

病　因
- 肥満，O脚（内反膝）が要因となる。

疫　学
- 60歳以上の女性に好発する。

症　状
- 疼痛，腫脹，変形
- 動き始めが痛く，動作を続けると軽減する。

検　査
- エックス線写真
  → 内側の関節裂隙減少，関節軟骨下骨硬化，関節辺縁骨棘，軟骨下骨嚢腫

治　療
- 大腿四頭筋訓練
- 肥満の是正
- 足底板の装着
- 膝装具，サポーターの使用
- NSAIDs外用，内服
- 膝の温熱療法
- 関節内注射
  → 最近は副腎皮質ステロイド薬よりヒアルロン酸を使う。
- 手術療法
  → 脛骨高位骨切り術，人工膝関節全置換術

15 変形性膝関節症

典型問題

96A-45〔改変〕 65歳の女性。1年前から歩行開始時の右膝痛を自覚し，最近増悪したため来院した。身長158 cm，体重69 kg。右膝は内反変形を伴い，内側の疼痛と関節水腫とを認める。右膝エックス線単純写真で内側の関節裂隙の狭小化と軟骨下骨の骨硬化とを認める。

生活指導で**適切でない**のはどれか。

a　サポーターの使用
b　足底板の使用
c　肥満の是正
d　膝伸展位で下肢挙上訓練
e　膝関節屈筋の筋力強化

■解説

・変形性膝関節症である。
・外側楔型足底板の装着で，荷重を内側から外側に移動する。
・肥満の是正で，膝の負担を軽くする。
・大腿四頭筋訓練（膝伸展位で下肢挙上訓練）を行う。

正解 e

典型問題

97D-47 60歳の女性。右膝関節の運動痛と屈曲制限とを主訴に来院した。1か月前から動作開始時に生じる膝関節痛がある。関節穿刺によって黄色透明で粘稠度の低い関節液を30 ml採取した。血清CRP 0.3 mg/dl，リウマトイド因子陰性。

対応として**適切でない**のはどれか。

a　階段昇降訓練
b　大腿四頭筋筋力強化訓練
c　膝装具の処方
d　楔状足底板装具の処方
e　インドメタシン投与

■解説

・膝痛を訴える患者に階段昇降訓練を行うのは論外である。

正解 a

D-16 大腿骨頭壊死症
avascular necrosis of the femoral head

概要
- 大腿骨頭が阻血性壊死に陥って破壊され，股関節機能が失われる難治性疾患である。
- 大腿骨頭前上部に病巣の発生が多い。

分類
- 大腿骨頭壊死症は，特発性と続発性に分けられる。

特発性	原因がはっきりしていない。副腎皮質ステロイド薬，アルコールが原因のものも含む。
続発性	原因がはっきりしている。Perthes 病など。

疫学
- 男女比は 2：1 で男性に多く，20〜40 歳代に好発する。
- 約半数が両側性である。
- 副腎皮質ステロイド薬投与歴，アルコール多飲歴のある者が 80％以上である。
  （ステロイド薬投与の基礎疾患としては SLE が最も多い）

診断基準

5 項目中の 2 項目以上の所見があれば確定診断となる。
①単純エックス線像で骨頭圧潰あるいは骨頭軟骨下骨折線（crescent sign）
②骨頭内の帯状硬化像
③MRI で帯状低信号域（T1 強調像）
④骨シンチグラムで cold（壊死部）を hot（修復部）が取り囲んだ cold in hot 像
⑤骨生検で修復反応層を伴う骨壊死層像

症状
- 急に生じる股関節部痛

治療
- 保存的療法
  →松葉杖などによる免荷
- 手術療法
  →限局性の場合：骨頭回転術
  →広範囲の場合：人工骨頭置換術，人工関節置換術

16 大腿骨頭壊死症

典型問題

86A-58 特発性大腿骨頭壊死の初期からみられるエックス線像はどれか。
a 関節裂隙狭小化　b 骨囊胞形成　c 骨棘形成
d 帯状硬化　　　　e 陥没変形

■ 解 説

・初期には，帯状硬化がしばしばみられる。

正解 d

典型問題

95C-37 34歳の女性。右殿部から股関節にかけての疼痛を主訴に来院した。4年前に全身性エリテマトーデスを発症し，現在も副腎皮質ステロイド薬による治療を受けている。両股関節の単純エックス線写真では異常を認めない。
　股関節病変の診断に最も有用な検査はどれか。
a 超音波検査　　　b 関節造影　　c 単純 MRI
d 骨シンチグラフィ　e 骨生検

■ 解 説

・特発性大腿骨頭壊死症の原因として，副腎皮質ステロイド薬がある。
・診断基準の一つに MRI 検査がある。

正解 c

D-17 急性化膿性骨髄炎
acute suppurative osteomyelitis

概要
- 細菌によって引き起こされる骨の炎症であり、血液が豊富な骨髄から始まり、骨皮質、骨膜へと波及する。
- 下肢に多く、長管骨骨幹端に好発する。
- 骨端軟骨部は感染に対して強い防御をなしているので、骨幹端の炎症が骨端軟骨部を破壊して直接骨端に波及することはまれであるが、骨幹端が関節包内にある股関節では、骨髄炎が骨皮質を突破して関節腔内に感染が波及する。

疫学
- 幼小児期の男児に多い。

病因
- 黄色ブドウ球菌による、血行性感染が多い。
- 感染源として、上気道感染、中耳炎、癤、外傷などがある。

症状
- 悪寒、戦慄、発熱、発赤、腫脹、局所の疼痛
- 激痛は骨髄内圧上昇による。

検査
- 血液検査
  → 赤沈亢進、白血球数増加、CRP値上昇
- 細菌培養
  → 起炎菌により抗菌薬を選択する。
- エックス線写真
  → 骨萎縮像、骨膜反応、骨破壊像などの初期変化がみられるまで、発症後1～2週間かかる。

治療
- 罹患肢の副子固定
  → 局所の安静を保つため、良肢位に固定する。
- 抗菌薬
  → 薬剤感受性より抗菌薬を選択し、血中濃度が得やすい静脈内投与をする。

17 急性化膿性骨髄炎

典型問題

93B-72〔改変〕 急性化膿性骨髄炎で正しいのはどれか。2つ選べ。

a 血行性感染が多い。
b 起因菌は大腸菌が多い。
c 初期感染巣は骨膜下に多い。
d 化膿性関節炎へ進展しやすい。
e 激痛は骨髄内圧上昇による。

■ 解 説

・急性化膿性骨髄炎は，黄色ブドウ球菌による血行性感染が多い。
・初期感染巣は骨髄から始まり，化膿性関節炎への進展は少ない。
・激痛は骨髄内圧上昇による。

正解 a, e

典型問題

95B-58 急性化膿性骨髄炎について**誤っている**のはどれか。

a 小児期に多い。　　　　　　b 血行性感染が多い。
c 起炎菌はレンサ球菌が多い。　d 下肢に多い。
e 長管骨の骨幹端部に多い。

■ 解 説

・小児期に多い。
・下肢に多く，長管骨の骨幹端部に好発する。

正解 c

D-18 化膿性股関節炎

pyogenic arthritis of the hip

概要
- 股関節にて細菌感染が生じているもので，ほとんどは二次感染によるものである。
- 低出生体重児に多く，新生児に好発する。

病因
- 起炎菌として，黄色ブドウ球菌によるものが最も多い。
- 化膿性骨髄炎，敗血症などからの血行感染が原因である。
  （股関節では，関節包内に骨幹端があるため，骨髄炎が関節腔に波及しやすい）

症状
- 発熱，股関節痛，肢位異常，圧痛，跛行
- おむつ交換時に激しく泣く。
- 関節包の拡張
- 骨頭は亜脱臼位を示し，放置すると病的脱臼を生じる。

検査
- 血液検査
  →白血球数増加，CRP値上昇，赤沈亢進
- 関節穿刺
  →細菌の証明
- エックス線写真
  →関節裂隙の拡大，骨幹端の破壊像

治療
- 抗菌薬投与
- 穿刺，切開排膿と減圧ドレナージ
- 軽度屈曲，外転位で介達牽引
  →患肢の安静のため関節内圧を下げる。

18 化膿性股関節炎

典型問題

91F-35〔改変〕 生後3週の新生児。3日前から股関節を動かすとき、特におむつを交換すると号泣することに気付き来院した。体温37.8℃。右股関節の可動域制限と軽度の腫脹とが認められる。

この疾患について**誤っている**のはどれか。

a　エックス線単純写真で亜脱臼位を呈する。
b　関節包の拡張が認められる。
c　大腿骨頸部の骨髄炎からの波及が多い。
d　破壊された関節軟骨は再生することが多い。
e　関節切開が適応となる。

■解説

・化膿性股関節炎が考えられる。
・骨頭は亜脱臼位を示し、関節包の拡張が認められる。
・大腿骨頸部（骨幹端）の骨髄炎では、骨皮質を突破して股関節腔に波及しやすい。
・関節軟骨は完全には再生せず、変形を残しやすい
・治療として関節の切開排膿で減圧をする。

正解　d

D-19 骨肉腫

osteosarcoma

概　要
- 骨ないし類骨形成を特徴とする，悪性骨腫瘍である。
- 骨幹端に生じやすく，好発部位は膝周辺（大腿骨遠位および脛骨近位骨幹端）である。

疫　学
- 男性に多く，10〜20 歳代に好発する。

症　状
- 疼痛，腫脹，病的骨折

検　査
- エックス線写真
  → 骨幹端の骨透明巣，辺縁不整，骨膜反応
- 血液生化学検査
  → 赤沈亢進，血清 ALP 値上昇
- 針生検または切開生検
  → 確定診断

転　移
- 肺転移を起こしやすい。

治　療
- 術前化学療法＋手術＋術後化学療法
- 多くの症例で患肢温存手術が行われる。

補　足

- 骨膜反応には以下のものがある。
  ① 骨膜肥厚
  ② 針状陰影（spicula）：放射状の陰影は sunburst appearance，平行な陰影は sunray appearance と呼ばれる。
  ③ Codman 三角
  ④ 玉ねぎの皮様陰影（onion peel appearance）

骨膜肥厚　　spicula　　Codman三角　　onion peel appearance

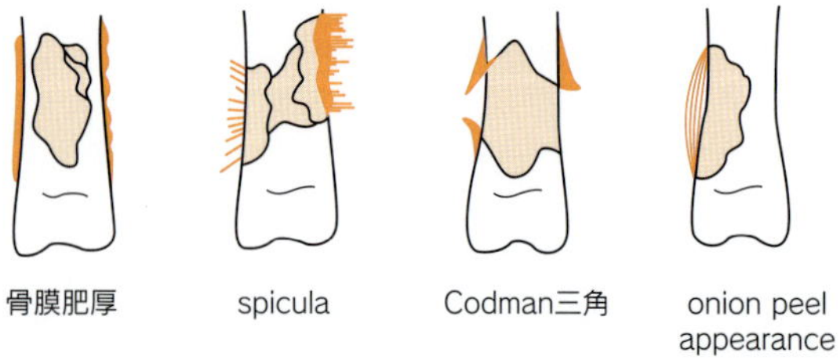

典型問題

91B-77〔改変〕 四肢骨肉腫について**誤っている**のはどれか。

a 発生年齢は 10 歳代が多い。
b 発生部位は大腿骨遠位骨幹端が多い。
c 血清アルカリホスファターゼが高値を示す。
d 抗腫瘍化学療法の後に広範切除術を行う。
e 主要血管への浸潤があれば四肢切断術を行う。

■解 説

- 好発年齢は 10〜20 歳代で，10 歳代が 60%，20 歳代が 15%である。
- 好発部位は膝周辺（大腿骨遠位および脛骨近位骨幹端）である。
- 溶骨性変化を起こすため，血清アルカリホスファターゼが高値を示す。
- 強力な術前・術後多剤併用化学療法を行うようになってから，治療成績が劇的に良くなった。術前化学療法の目的は，微小転移巣をなくし，腫瘍縮小によって温存手術を行いやすくすることである。術後化学療法の目的は，局所再発や遠隔転移出現を防ぐことにある。
- 主要血管への浸潤があっても人工血管を使用することもできるため，必ずしも四肢切断術を行わなければならないわけではなく，温存手術も可能である。

正解 e

D-20 骨巨細胞腫
osteoclastoma

概要
- 破骨細胞類似の多核巨細胞がみられる，良性骨腫瘍である。
- 膝関節周囲の骨端に多くみられ，再発しやすい。

疫学
- やや女性に多く，20〜40歳に好発する。

症状
- 疼痛，圧痛，腫脹，熱感

検査
- エックス線写真
  - →骨端部の骨溶解像，石鹸泡沫状陰影（soap bubble appearance），骨皮質の菲薄化
  - →骨膜反応なし

治療
- 関節破壊がない場合
  - →掻爬術＋ハイドロキシアパタイト人工骨移植
- 関節破壊がある場合
  - →腫瘍の辺縁切除＋人工関節で再建

20 骨巨細胞腫

典型問題

94F-40 36歳の男性。数日前から右手関節の疼痛と腫脹とがあり来院した。手関節部単純エックス線撮影正面像を別に示す。

最も考えられる疾患はどれか。

a 骨肉腫
b 転移性骨腫瘍
c 骨巨細胞腫
d 内軟骨腫
e 単発性骨嚢腫

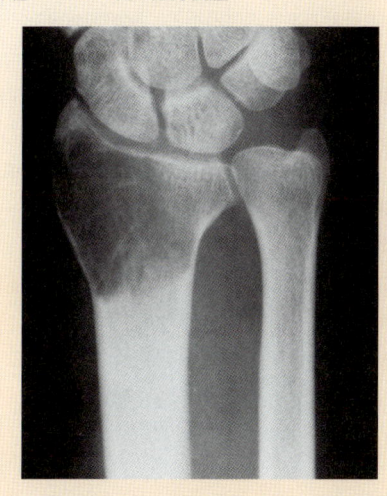

■ 解 説

・画像で橈骨末端に境界明瞭な骨透亮像がみられる。

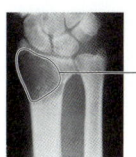

骨透亮像

正解 c

D-21 大腿骨頸部骨折
femoral neck fracture

概　要
- 高齢者の転倒によって生じることの多い骨折で、骨粗鬆症有病者に多く発生する。
- 関節包内骨折である内側骨折と、関節包外骨折である外側骨折に分類される。
- 早期治療を行い、長期臥床を避け、早期離床、早期リハビリテーション開始をする。
  → 寝たきりによる廃用性萎縮症候群、肺炎、褥瘡、認知症を防止する。

疫　学
- 女性に多く、70〜80歳代に好発する。

治　療
- 内側骨折
  → 骨癒合が得られないことが多く、人工骨頭置換術、人工関節置換術などが適応となる。
- 外側骨折
  → 比較的骨癒合が起こりやすく、観血的整復、内固定（Ender釘）の適応となる。

21 大腿骨頸部骨折

典型問題

93F-43 76歳の女性。自宅玄関でつまずいて倒れ、立てなくなったため来院した。意識は清明。上肢の運動は異常ないが、右下肢は痛みのために動かせない。
最も可能性の高いのはどれか。
a 腰椎圧迫骨折　　b 骨盤骨折　　c 股関節脱臼
d 大腿骨頸部骨折　e 大腿骨骨幹部骨折

■ 解説

・高齢者の転倒で下肢の疼痛がある場合は、まず大腿骨頸部骨折を疑うべきである。

正解 d

D 整形外科

D-22 骨粗鬆症

osteoporosis

概要
- 骨強度の低下により骨折の危険性が高まった状態である。
- 骨吸収＞骨形成により，骨塩量が減少する。
- 海綿骨の骨梁は少なくなり，骨皮質は薄くなる。
- 造骨組織の減少とともに類骨組織も減少する。

分類

原発性	加齢または閉経により発症するもの。
続発性	Cushing症候群，甲状腺機能亢進症，副甲状腺機能亢進症，性腺機能不全，コルチコステロイド，長期臥床，関節リウマチなどが原因となるもの。

疫学
- 閉経後の女性に好発する。

症状
- 身長低下，円背，腰背部痛。
- 椎体の圧迫骨折が生じ，特に胸腰椎移行部（第12胸椎，第1腰椎）に多い。
- 大腿骨頸部骨折を合併しやすい。

検査
- 骨密度測定，脊椎エックス線撮影，血液所見（血清Ca，Pは正常であることが多い）

診断基準

①または②の時，原発性骨粗鬆症と診断する。
①脆弱性骨折がある＋骨密度がYAM（若年成人基準値）の80％未満の場合。
②脆弱性骨折がない＋骨密度がYAMの70％未満の場合。

治療
- 生活習慣の改善
  → 乳製品の摂取，日光浴，適度な運動，適度な力学的負荷。
- 生活環境の改善
  → 転倒防止のため，屋内の段差をなくし，廊下を明るくする。
- 薬物療法
  → エストロゲン，活性型ビタミンD，カルシトニン，ビスホスホネートなど。

22 骨粗鬆症

典型問題

102 I-27 骨粗鬆症の原因となるのはどれか。2つ選べ。

a Addison病　　b 原発性アルドステロン症
c 甲状腺機能亢進症　　d 性腺機能低下症
e 褐色細胞腫

■ 解説

- 甲状腺機能亢進症では骨代謝が亢進しており、結果として続発性骨粗鬆症となる。
- 性ホルモン（特にエストロゲン）は、骨吸収系と骨形成系との間の平衡関係を維持する働きがある。そのため性腺機能低下症では続発性骨粗鬆症となる。

正解 c, d

典型問題

94D-18 骨粗鬆症患者で脊椎圧迫骨折が生じやすい部位はどれか。

a 頸椎　　b 上部胸椎　　c 胸腰椎移行部
d 下部腰椎　　e 仙椎

正解 c

典型問題

95B-64 骨粗鬆症の治療薬として**適切でない**のはどれか。

a ビタミンA　　b 活性型ビタミンD　　c カルシトニン
d エストロゲン　　e ビスホスホネート

正解 a

E 精神科

Psychiatry

1 精神科総論 ①…… **196**
2 精神科総論 ②…… **198**
3 認知症…… **200**
4 アルコール依存症…… **202**
5 双極性障害…… **204**
6 うつ病性障害…… **206**
7 統合失調症…… **208**
8 パニック障害…… **210**
9 外傷後ストレス障害…… **212**
10 神経性食思不振症…… **214**
11 ナルコレプシー…… **216**
12 小児自閉症…… **218**
13 てんかん…… **220**

E-1 精神科総論 ①

introduction to Psychiatry ①

関係法規　精神保健福祉法による入院形式

入院形式	権限者	必要条件	備考
任意入院	精神科病院管理者	①患者本人の同意 ②書面による意思の確認	・指定医の診察により72時間以内の退院制限を行うことがある
医療保護入院	精神科病院管理者	①精神障害 ②要入院 ③精神保健指定医の診察 ④保護者の同意	・医療および保護の目的で入院 ・指定医の診察を条件に追加 ・扶養義務者の同意でも4週間を限度に入院させることができる
応急入院	精神科病院管理者	①急を要する ②要入院（医療・保護目的） ③保護者の同意なし（身元不明も含む） ④1人の精神保健指定医の診察 ⑤72時間以内	・拒食・意識障害などの昏迷状態の場合などに適用 ・知事が指定した病院のみ（国の基準に適応、大学病院など） ・保健所長を経て知事に届出
措置入院	都道府県知事	①精神障害 ②自傷他害の恐れ ③要入院 ④2人以上の精神保健指定医の診察 ⑤都道府県立（指定）病院	・医療および保護の目的で入院 ・保護者に診察の通知・立会 ・精神障害者には入院措置の書面告知、退院請求・処遇改善請求に関する書面告知
緊急措置入院	都道府県知事	①自傷他害の恐れが著しい ②緊急を要する ③1人の精神保健指定医の診察 ④72時間以内	・措置入院に該当する精神障害者 ・緊急を要し、所定の手続きをとる時間的余裕がない場合 ・72時間以内に所定の手続きが必要

※精神科病院の管理者はすべての入院者に対して入院形態・処遇などを書面で告知する義務がある。
※表の下段ほど強制力が強い入院形態である。

1 精神科総論 ①

典型問題

97G-13 精神保健福祉法に**規定されていない**のはどれか。
　　a　任意入院　　b　自由入院　　c　措置入院
　　d　応急入院　　e　医療保護入院

■解 説

・「自由入院」は精神保健福祉法に規定されていない。

正解 b

典型問題

96B-4 精神障害者の入院に際して保護者の同意を必要とするのはどれか。
　　a　医療保護入院　　b　措置入院　　c　緊急措置入院
　　d　応急入院　　e　任意入院

■解 説

・精神保健指定医が入院を必要と認めるが，本人の同意が得られない場合，保護者の同意を得て行う入院が「医療保護入院」である。

正解 a

E-2 精神科総論 ②

introduction to Psychiatry ②

検　査

心理検査分類

A．知能検査
　①狭義の知能検査
　　・田中・Binet 式
　　・Wechsler（WAIS-Ⅲ：16 歳以上の成人用，WISCR-Ⅲ：5～16 歳未満の児童用）
　②記銘力検査
　　・三宅式
　　・ベントン（Benton）視覚検査
　③認知症検査
　　・改訂長谷川式簡易知的機能評価スケール（HDS-R）
　　・MMSE（Mini-Mental State Examination）
B．人格検査
　①質問紙法
　　・Minnesota 多面人格検査（Minnesota Multiphasic Personality Inventory：MMPI）
　　・矢田部・Guilford 性格検査（Y-G テスト）
　　・状態特性不安検査（STAI）
　　・CMI（Cornell Medical Index）
　　・エゴグラム
　②投影法
　　・ロールシャッハ（Rorschach）テスト
　　・絵画統覚テスト（TAT）
　　・PF スタディ
　　・ソンディ（Szondi）テスト
　　・文章完成法（SCT）
　　・バウム（Baum）テスト
C．精神作業能力テスト
　　・内田・Kraepelin テスト
　　・ブルドン（Bourdon）抹消検査
　　・Bender ゲシュタルトテスト（BGT）
D．うつ病自己評価尺度
　　・ハミルトン（Hamilton）うつ病評価尺度（Hamilton Rating Scale for Depression）
　　・ベック（Beck）のうつ病自己評価尺度（BDI）
　　・ツング（Zung）のうつ病自己評価尺度（SDS）

2 精神科総論 ②

典型問題

90A-84〔改変〕 心理学的検査のうち投影法はどれか。2つ選べ。

a Rorschach テスト
b 矢田部・Guilford 性格検査（Y-G テスト）
c Minnesota 多面人格検査（MMPI）
d Bender ゲシュタルトテスト
e 絵画統覚テスト（TAT）

■解 説

・投影法は「Rorschach テスト」，「絵画統覚テスト（TAT）」である。

正解 a，e

典型問題

96B-44〔改変〕 心理学的検査で投影法によるのはどれか。2つ選べ。

a 簡易精神症状評価尺度
b Rorschach テスト
c 文章完成法
d Minnesota 多面人格検査
e Zung のうつ病自己評価尺度

■解 説

・投影法は「Rorschach テスト」，「文章完成法」である。

正解 b，c

E-3 認知症

dementia

概　要
- Alzheimer 型認知症と脳血管性認知症が認知症の 8〜9 割を占めている。

分　類
- Alzheimer 型認知症と脳血管性認知症の鑑別点

	Alzheimer 型認知症	脳血管性認知症
発症形式	徐々に発症	急性発症ないし脳卒中の発症と時間的関連をもって発症
脳卒中の既往	なし	8 割に明らかな脳卒中発作あり
経　過	進行性悪化	動揺性階段状悪化
性　質	全般性	まだら
病　識	早期になくなる	末期まで残る
人　格	早期より崩壊する	比較的よく保たれる
随伴症状	神経学的局所症候（−） 徘徊，多動，濫集傾向を伴いやすい	神経学的局所症候（＋） 感情失禁を伴いやすい
CT, MRI	脳萎縮，脳室拡大	器質性血管病変
SPECT	両側性，特に頭頂葉，側頭葉に優位な血流低下	斑状の血流低下
EEG	全般的徐波化	diffuse α wave

治　療
- 対症療法が中心となる。

補　足
- 濫集：無意味なものをむやみに集めることである。
- 感情失禁：ちょっとした刺激で泣いたり笑ったりと，感情の調節がうまくいかなくなることである。

3 認知症

典型問題

102E-20 Alzheimer型認知症とせん妄とを鑑別できる症候はどれか。
a 不 穏　　b 徘 徊　　c 意識障害
d 易刺激性　e 記銘力低下

■ 解 説

・Alzheimer型認知症は慢性の経過をとる変性疾患であるのに対し，せん妄は急性の経過をとる意識障害である。
・意識障害はせん妄に必ずあるが，Alzheimer型認知症にはない（厳密には，Alzheimer型認知症でも意識障害がありうるが，特徴的な所見ではない）。
・不穏（不安で落ち着きがない状態），徘徊，易刺激性（怒りっぽい状態），記銘力低下はどちらにも存在し，鑑別できる症候ではない。

正解 c

典型問題

97 I-15 65歳の女性。物忘れがひどいことを主訴に家族に伴われて来院した。自分が置いた財布の場所を忘れて，「どろぼうが家に入り，財布を盗んだ」と言ったり，夕方になると「ここは自分の家ではない。もう家に帰らなければ」と言って，家を出て行こうとする。家族によれば，最近はわがままで短気になったと言う。
　この患者で障害されて**いない**のはどれか。
a 性 格　b 記 憶　c 思 考　d 知 覚　e 見当識

■ 解 説

・認知症が疑われる。
・最近はわがままで短気になった→性格の障害である。
・物忘れがひどい→記憶の障害である。
・「どろぼうが家に入り，財布を盗んだ」→思考の障害である。
・「ここは自分の家ではない。もう家に帰らなければ」→見当識の障害である。

正解 d

E-4 アルコール依存症
alcohol dependence

概要
- 長期間のアルコール乱用によって実生活に支障をきたすほどの障害を身体・精神に起こした状態である。

検査
- CAGE スクリーニングテスト

> 次の 4 つのうち 2 つ以上が「はい」ならアルコール依存症の疑いがある。
> ① あなたは自分の酒量を減らさねば（**C**ut Down）ならないと感じたことがありますか？
> ② あなたは誰かに自分の飲酒について批判され，うるさいなあと感じた（**A**nnoyed）ことがありますか？
> ③ あなたは自分の飲酒について良くないと感じたり，罪悪感（**G**uilty）を持ったことがありますか？
> ④ あなたは神経を落ち着かせるため，または二日酔いをなおすために，朝真っ先に飲酒（**E**ye-opener）したことがありますか？

症状
- 早期離脱症候群
  → 振戦，自律神経症状，不安，幻覚，全般性強直間代けいれん
- 振戦せん妄
  → 全身の振戦が起きるとともにせん妄状態になる。

治療
- 精神療法
  → 精神科病院，精神保健福祉センター，保健所，自助グループ（断酒会，AA など）などの援助ネットワークが関与する。
- ベンゾジアゼピン系抗不安薬
  → 早期離脱症候群に対して
- 抗精神病薬
  → 振戦せん妄に対して
- 抗酒薬
  → 断酒早期に有用

4 アルコール依存症

典型問題

97F-49 51歳の男性。手指のふるえを主訴に来院した。

現病歴：3年前に肝機能異常を指摘され，1か月間の禁酒でAST，ALT，γ-GTPが著明に改善した。その2か月後から再度常用飲酒が始まり，最近，手のふるえ，食欲不振および不眠を認めるようになった。アルコールによる肝障害を自分で理解しつつも，周囲から指摘されるのを拒み，飲酒問題を語ろうとしない。

既往歴：特記すべきことはない。

現　症：身長170 cm，体重68 kg。脈拍72/分，整。血圧120/70 mmHg。安静時に両手指の細かなふるえがみられる。腹部はやや膨隆し，肝を右肋骨弓下に4 cm触知する。

検査所見：尿所見：蛋白（－），糖（－）。血液所見：赤血球450万，Hb 14.7 g/d*l*，Ht 44％，白血球7,200，血小板12万。血清生化学所見：空腹時血糖110 mg/d*l*，AST 130 IU/*l*，ALT 75 IU/*l*，γ-GTP 280 IU/*l*（基準8～50），コリンエステラーゼ410 IU/*l*（基準400～800）。

飲酒問題を話し合うために，**適切でない**質問はどれか。

a 人から「もう少し酒を控えた方がいいんじゃないか」と注意されたことがありますか。
b 飲酒であなたの心身がボロボロになってしまってもいいのですか。
c 神経がいらいらしたり，二日酔いのため朝から飲酒したことがありますか。
d 自分で「少しアルコールが過ぎるな」と思ったことがありますか。
e 飲酒について，後悔したり罪悪感を感じたことがありますか。

■ 解 説

・CAGEスクリーニングテストの内容を選べばよい。
・人から「もう少し酒を控えた方がいいんじゃないか」と注意されたことがありますか→Annoyed
・神経がいらいらしたり，二日酔いのため朝から飲酒したことがありますか→Eye-opener
・自分で「少しアルコールが過ぎるな」と思ったことがありますか→Cut Down
・飲酒について，後悔したり罪悪感を感じたことがありますか→Guilty

正解 b

E-5 双極性障害

bipolar disorders

概　要
- 気分の変動を特徴として，躁病とうつ病を繰り返す。1回以上の躁病相があることで，うつ病性障害とは区別される。

疫　学
- 男女差はなく，ほとんどが20歳代に発症する。

診断基準
- 躁病エピソード

> A．気分が異常かつ持続的に高揚し，開放的または易怒的な，いつもとは異なった期間が，少なくとも1週間持続する。
> B．気分の障害の期間中，以下の症状のうち3つ（またはそれ以上）が持続しており，はっきりと認められる程度に存在している。
> ①自尊心の肥大，または誇大
> ②睡眠欲求の減少
> ③普段よりも多弁であるか，しゃべり続けようとする心迫
> ④観念奔逸
> ⑤注意散漫
> ⑥目標志向性の活動の増加，または精神運動性の焦燥
> ⑦まずい結果になる可能性が高い快楽的活動に熱中
> C．症状は混合性エピソードの基準を満たさない。
> D．気分の障害は，職業的機能や日常の社会活動または他者との人間関係に著しい障害を起こすほど重篤であるか，または精神病性の特徴が存在する。

治　療
- 抗精神病薬
  → 急性期の躁状態に対して，鎮静効果を目的として用いる。
- 気分安定薬
  → 炭酸リチウム，カルバマゼピン，バルプロ酸ナトリウム

5 双極性障害

典型問題

96D-2〔改変〕 25歳の男性。多弁・多動を主訴に家族に伴われて来院した。元来，社交的で人情味があり，親しみやすい好人物であった。3週前，仕事上の失敗で上司に注意され，責任を強く感じていた。その後，「眠くならない。眠らなくても疲れない」と言い，深夜まで読書をしたり，部屋を片づけたりしている。職場でも，多弁で声が大きく，仕事に関係ない話題を同僚に話しかけるようになった。上司が注意すると，不機嫌になって大声で言い返したり，書類を破り捨てたりする。診察時，意識は清明，気分は爽快で，話の内容は理解できるが，しばしば話が脱線し，語呂合わせや冗談を言ったりする。「自分は病気ではない。入院は断固しない」と主張する。常用薬はない。

この患者で正しいのはどれか。2つ選べ。

a 思考障害が認められる。
b 病識は保たれている。
c 被害妄想が認められる。
d 睡眠障害はない。
e 病前性格は循環気質である。

■ 解 説

・躁状態である。
・しばしば話が脱線し，語呂合わせや冗談を言ったりする→思考障害である。
・「自分は病気ではない。入院は断固しない」→病識は欠如している。
・躁状態では，誇大妄想が現れるが，この症例ではみられない。
・「眠くならない。眠らなくても疲れない」→睡眠障害である。
・元来，社交的で人情味があり，親しみやすい好人物であった→病前性格は循環気質。

正解 a, e

E-6 うつ病性障害

depressive disorders

概　要
- 気分障害であり，気分の落ち込み，抑うつが特徴的である。

疫　学
- 男女比は1：2で女性に多い。

診断基準
- 大うつ病エピソード

> 次の9つの症状のうち5つが2週間の間に同時期に存在し，かつそのうち少なくとも1つは①または②であること。
> ①抑うつ気分
> ②興味または喜びの喪失
> ③体重減少
> ④不眠
> ⑤焦燥または制止
> ⑥易疲労性または気力の減退
> ⑦無価値感または罪責感
> ⑧思考力や集中力の減退または決断困難
> ⑨希死念慮，自殺企図

治　療
- 薬物療法
  → SSRI，SNRI，三環系抗うつ薬，四環系抗うつ薬
- 精神療法
  → 支持的精神療法，認知療法，力動的精神療法
- 身体療法
  → 電気けいれん療法，高照度光線療法

補　足
- 治療原則：「うつ病であることの説明」，「励まさない」，「休息」，「重要決定の延長」は重要なキーワードである。

6 うつ病性障害

典型問題

98F-7 56歳の女性。「天罰を受けたので死ぬこともできない」と訴えるために夫に連れられて来院した。婚家は裕福であったが、姑と長年の確執があり苦労した。半年前にその姑が急死し、その後始末が一段落した3か月前から昼も夜も落ち着かず、体のさまざまな不調を訴えるようになった。治療を勧めても貧乏だからできないと拒否する。体重は3か月で4kg減少した。身体所見に異常を認めない。

この患者で**みられない**症候はどれか。

a 妄想 b 抑うつ c 食思不振
d 睡眠障害 e 意識障害

■解説

・うつ病である。
・「天罰を受けたので死ぬこともできない」→罪業妄想である。
・治療を勧めても貧乏だからできないと拒否する→貧困妄想である。
・うつ病なので、必ず抑うつが伴う。
・体重は3か月で4kg減少した→食思不振がある。
・3か月前から昼も夜も落ち着かず→睡眠障害がある。

正解 e

E-7 統合失調症

schizophrenia

概　要
- 感情，意欲，思考，知覚など，広範な精神機能の異常がみられる疾患である。
- 予後良好因子として次のものがある。

> ①病前性格として循環気質
> ②体格に肥満型の要素がある
> ③病前の社会適応が良好
> ④発症に誘因が認められる
> ⑤発症年齢が高い
> ⑥発症が急激である
> ⑦高い知能を持つ

疫　学
- 男女差はなく，10歳代後半～20歳代後半に好発する。

症　状
- 陽性症状
  → 幻覚，妄想
- 解体症状
  → 混乱した思考，奇妙な行動
- 陰性症状
  → ひきこもり，意欲低下，無関心
- 認知機能障害
  → 注意，記憶，問題解決能力の障害
- 感情障害
  → 躁，抑うつ

治　療
- 非定型抗精神病薬（近年では第一選択薬）
  → リスペリドン，オランザピン
- 定型抗精神病薬
  → クロルプロマジン，レボメプロマジン，ハロペリドール

典型問題

101A-5 18歳の男子。1年前から昼夜逆転の生活となり,心配した母親に伴われ来院した。高校2年生までは友人も多く,クラブ活動にも積極的に参加していた。1年前から徐々に口数が減り,最近はほとんど話をしなくなった。隣人が見張っていると言いだし,部屋のカーテンを一日中閉めたままにしていたり,隣人の悪口を言ったりするようになった。意識は清明。身長175 cm,体重56 kg。表情は硬く,質問に対してもほとんど返答しない。

適切な治療薬はどれか。

a 抗てんかん薬　　b 抗精神病薬　　c 抗不安薬
d 抗うつ薬　　e 睡眠薬

■解 説

・統合失調症が最も疑われる。
・抗精神病薬が有効である。

正解 b

Compact Minor Note／E 精神科

E-8 パニック障害

panic disorder

概要
- 予知できない突然起こる反復性の重篤な不安発作（パニック発作）を、主な病像とする障害である。

症状
- パニック発作

> 強い恐怖または不快を感じる、はっきりほかと区別できる期間で、そのとき次の症状のうち4つ以上が突然に現れて、10分以内にその頂点に達する。
> ①動悸、心悸亢進、心拍数の増加
> ②発汗
> ③身震い、震え
> ④息切れ感、息苦しさ
> ⑤窒息感
> ⑥胸痛、胸部不快感
> ⑦嘔気、腹部不快感
> ⑧めまい感、ふらつく感じ、頭が軽くなる感じ、気が遠くなる感じ
> ⑨現実感消失、離人症状
> ⑩コントロールを失うことに対する恐怖、気が狂うことに対する恐怖
> ⑪死ぬことに対する恐怖
> ⑫異常感覚
> ⑬冷感、熱感

治療
- 薬物療法
  →抗不安薬、抗うつ薬
- 精神療法
  →認知療法

補足
- 離人症状：自我意識の障害であり、「自分が自分でない」ように感じたり、「自分で考えて行動している実感がない」と思う感覚である。

典型問題

92F-33〔改変〕 38歳の女性。6か月前から誘因がないにもかかわらず，発作的に呼吸が苦しくなり，動悸がして「このまま死ぬのではないか」という恐怖感におそわれるようになった。その都度，救急車で病院に搬送されることが頻繁となった。「また発作が起こるのではないかと不安で，ひとりで外出もできない」と訴えて来院した。診察時の態度は緊張はしているが，おおむね自然であり，話の内容もまとまっている。発作中の記憶もよく保たれている。身体所見に異常を認めない。

この患者に有効なのはどれか。2つ選べ。

a 精神療法　　b 気分安定薬　　c 抗精神病薬
d 抗けいれん薬　　e 抗不安薬

■解説

・6か月前から誘因がないにもかかわらず，発作的に呼吸が苦しくなり，動悸がして「このまま死ぬのではないか」という恐怖感におそわれるようになった→パニック発作である。
・「また発作が起こるのではないかと不安で，ひとりで外出もできない」→予期不安のため日常生活に支障をきたしている。
・パニック障害には，精神療法（認知行動療法など），抗うつ薬，抗不安薬が有効である。
・気分安定薬は躁病に使われる。

正解 a，e

E-9 外傷後ストレス障害
posttraumatic stress disorder(PTSD)

概　要
- 自然災害，人災，戦闘，重大な事故，他人の悲惨な死，拷問，テロ，強姦などの突然の衝撃的な出来事を経験することによって生じる，特徴的な精神障害である。

症　状
- 侵入的回想（フラッシュバック）
  → 原因となった外傷的な体験を，繰り返し思い出す，または夢に登場する。
- 回避
  → 体験を思い出すような状況や場面を，意識的あるいは無意識的に避け続ける。
- 過覚醒
  → 交感神経系の亢進状態が続き，不眠やイライラなどの症状がみられる。

治　療
- 支持的精神療法
  → 安全な環境の提供
- 薬物療法
  → 抗不安薬，抗うつ薬

9 外傷後ストレス障害

典型問題

101G-4 51歳の女性。不眠と緊張感とを主訴に来院した。2か月前，自転車で横断歩道の中ほどまで来たとき車にはねられた。同時にはねられた人が意識を失い頭から血を流しているのを見た。1週間入院したが，打撲だけで幸運だったと言われた。退院後3週ほどして，横断歩道を渡りかけたとき，急に恐怖感がよみがえった。それ以来，物音にピクッとし，何かの拍子に事故の場面が思い浮かぶようになった。なかなか寝付けず，事故の夢で目が覚めることがある。日中も緊張感が続き，時々動悸がしたり，体が汗ばんだりする。体調がすぐれない。なんとなくやる気がない。横断歩道が怖くて渡れなくなり困っている。

考えられるのはどれか。

a 外傷後ストレス障害　　b 身体表現性障害
c 更年期障害　　　　　　d 強迫性障害
e 適応障害

■ 解 説

・何かの拍子に事故の場面が思い浮かぶようになった→フラッシュバックである。
・横断歩道が怖くて渡れなくなり困っている→回避である。
・日中も緊張感が続き，時々動悸がしたり，体が汗ばんだりする→過覚醒である。
・外傷後ストレス障害が最も疑われる。

正解 a

E-10 神経性食思不振症
anorexia nervosa (AN)

概　要
- ボディーイメージの障害，強いやせ願望，心理的葛藤のため摂食制限をした結果，著しいやせと精神身体症状を生じるものである。

疫　学
- 思春期～青年期の若い女性に多いが，男性にもありうる。

診断基準

①標準体重から20％以上の体重減少がある。
②体重減少は自ら誘発し，嘔吐，下剤，過度の運動，食欲減退薬，利尿薬などによる。
③肥満への恐怖（ボディーイメージの障害）が存在する。
④摂食の減少により，体重減少と低栄養状態が生じて，二次的に視床下部-下垂体-性腺系の広汎な内分泌障害が起こり，女性では無月経，男性では性欲，性的能力の減退を生じる。
⑤前思春期に発症した場合は，思春期発現の遅延や停止がある。少女では，乳房が発達せず，一次性無月経が起こる。少年では，性器は子供のままである。症状が回復すれば，思春期は正常に完了することが多い。

症　状
- 精神症状
  → 病識欠如，抑うつ，不安，強迫症状，失感情症
- 身体症状
  → 体重減少（標準体重から20％以上），徐脈，低血圧，低体温，うぶ毛増加，便秘，低T_3血症，無月経，低カリウム血症，貧血，浮腫
- 行動異常
  → 食行動異常，過度の運動，活動性の亢進

治　療
- 精神療法
  → 認知行動療法，精神分析療法
- 薬物療法
  → 抗うつ薬，抗不安薬，抗精神病薬

10 神経性食思不振症

典型問題

101G-5 16歳の女子。るいそうを主訴に来院した。一卵性双生児の姉。小学校，中学校と成績も良くテニス部キャプテンで頑張っていた。高校に入り，妹とダイエットを始めた。妹は学業成績が伸びるに従って母親から誉められることが多くなり，ダイエットから遠のいた。しかし本人はダイエットを続け1年後には身長158 cm，体重32 kgになった。気晴らし食いや自己誘発性の嘔吐は認めない。

病態として最も可能性が**低い**のはどれか。

a ボディーイメージの歪み　　b 成熟することへの拒否
c 性同一性に関する葛藤　　　d 母親との葛藤
e 妹との葛藤

■解 説

・BMI 22を標準とすると，身長158 cmでは体重55 kgが標準体重となる。体重32 kgは約42%の体重減少である。
・神経性食思不振症が最も疑われ，ボディーイメージの歪みが根底にある。
・思春期なので成熟することへの拒否もあると思われる。
・妹は学業成績が伸びるに従って母親から誉められることが多く→心理的葛藤がある。

正解 c

E-11 ナルコレプシー

narcolepsy

概要
- 睡眠発作，情動脱力発作，睡眠麻痺，入眠時幻覚を4主徴とする疾患である。

疫学
- 10歳代に発症し，発症後は生涯にわたって症状が持続する。

症状
- 睡眠発作
  →日中の眠気，突然眠ってしまう。
- 情動脱力発作（カタプレキシー）
  →感情の変化（笑う，怒る）により，体の一部に脱力感が起こる。
- 睡眠麻痺
  →眠っているときに金縛り（体に力が入らない）の症状がある。
- 入眠時幻覚
  →入眠時に幻覚症状がある。

検査
- 睡眠ポリグラフ検査
  →入眠時REM睡眠（覚醒から直ちにREM睡眠に入るパターン）が認められる。

治療
- 精神刺激薬（メチルフェニデート）
  →覚醒水準を上昇させる。
- 三環系抗うつ薬（イミプラミンなど）
  →REM段階が起こるのを防ぐ。

11 ナルコレプシー

典型問題

94F-37〔改変〕 35歳の女性。昼間の眠気を訴えて来院した。4年前に次女を出産してから夜間の不眠と昼間の眠気とを自覚するようになった。1年前から症状が増悪し、会話中でも眠ってしまうことがたびたび出現するようになった。また、驚いたときなどに突然倒れ込んでしまうこともあった。夜は悪夢が多く、「寝入りばなに黒い猫が出てきたりして、怖くて眠れない」と訴える。

この患者で適切な治療法はどれか。2つ選べ。

a 抗てんかん薬　　b 精神刺激薬　　c 三環系抗うつ薬
d 持続的気道陽圧法　　e 高照度光照射

■解 説

・会話中でも眠ってしまう→睡眠発作である。
・驚いたときなどに突然倒れ込んでしまう→カタプレキシーである。
・「寝入りばなに黒い猫が出てきたりして、怖くて眠れない」→入眠時幻覚である。
・ナルコレプシーが最も疑われ、治療には精神刺激薬、三環系抗うつ薬が有効である。

正解 b, c

E-12 小児自閉症
childhood autism

概　要
- 広汎性発達障害の代表的な疾患であり，言葉の発達が遅いこと，人間への関心が乏しいこと，落ち着きがないこと，人間関係が保てないことなどで気付かれる。

疫　学
- 男女比は 4：1 で男児に多く，2 歳前後に症状が出現する。
- 有病率は約 1,000 人に 1 人である。

診断基準
- 社会生活の質的異常
  → 視線，表情，身振りの異常，友人ができない，自分の行動を周囲に合わせることができない，興味や喜びを他人と共有できない。
- コミュニケーションとしての言語能力の低下
  → 反響言語，言葉の発達の遅れ，相互の会話がない，常同的言葉。
- 行動，興味の限局
  → 常同的行動，手順や儀式，奇妙な動作，要素へのこだわり。

治　療
- 心理療法
- 行動療法
- 治療教育
- 薬物療法

補　足
- **反響言語**：相手の言葉をオウム返しに言うことである。
- **常同的行動**：同じ行動を何度も繰り返すことである。
- 広汎性発達障害のうちで，言語や知的障害が認められないものを Asperger 症候群という。

12 小児自閉症

■典型問題

96D-5 8歳の男児。コミュニケーションがうまくとれないことを主訴に母親に伴われて来院した。乳幼児期の運動発達は良好であったが，乳児のときからあやされて喜んだりすることがなく，6歳まで言葉がなかった。最近は日常会話はなんとか可能だが，相手の話しかけに対するおうむ返し（反響言語）が目立ち，会話が成立しがたい。そのため，友達がつくれずに孤立している。興味や関心の対象が限られ，それに頑固に執着する傾向があり，決まった遊びをいつまでも繰り返したりする。生活上に変化が生じると不安がって大騒ぎとなる。児童相談所で行った知能検査でIQは59であった。

この患児で考えられるのはどれか。2つ選べ。

a 人格障害　　b 行為障害　　c 多動性障害
d 知的障害　　e 広汎性発達障害

■解説

・IQ＝59なので知的障害がみられる。
・社会生活の質的異常，コミュニケーションとしての言語能力の低下，行動・興味の限局より，小児自閉症が考えられる。
・小児自閉症は広汎性発達障害の代表的疾患である。

正解 d, e

E-13 てんかん

epilepsy

概　要
- 局所的な脳神経細胞の過剰放電が突然起きる慢性的な疾患である。
- 発作の出現様式により，全般発作と部分発作に分類される。
- 全般発作には，強直間代発作，欠神発作，ミオクロニー発作などがある。
- 部分発作には，意識障害を伴わない単純部分発作と，意識障害を伴う複雑部分発作，およびこれらの部分発作の二次性全般化発作がある。

疫　学
- 幼児期〜学童期に好発する。
- 有病率は約 0.8%である。

検　査
- 脳波
  →必須の検査である。

治　療
- 全般発作
  →バルプロ酸ナトリウム
- 部分発作
  →カルバマゼピン，フェニトイン
- てんかん重積発作
  →ジアゼパム

補　足
- 全般発作とは，発作の始まる脳の部位が明確でなく，両側半球が同時に発作に巻き込まれるものである。一方，部分発作とは，発作の始まる脳の部位が比較的はっきりしているもので，脳の過剰放電は限定的であり，発作部位に応じた症状がみられる。

典型問題

96F-23 18歳の男子。全身けいれん発作が短かい間隔で次々と反復して，1時間以上続くため，救急車で搬入された。診察時，失見当識，記銘力減弱を認め，意識は混濁している。体温 37.0℃。呼吸数 16/分。脈拍 72/分，整。血圧 130/70 mmHg。診察中，突然，強直性間代性の全身けいれん発作が再出現した。

この患者に対する適切な処置はどれか。

a 心マッサージ
b 副腎皮質ステロイド薬投与
c 電気けいれん療法
d ジアゼパム静注
e 低体温療法

■ 解 説

・てんかん重積状態であり，抗けいれん薬（ジアゼパム）の急速静注が必要である。

正解 d

F 泌尿器科

Urology

1 泌尿器科総論 ①…… **224**
2 泌尿器科総論 ②…… **226**
3 尿失禁…… **228**
4 神経因性膀胱…… **230**
5 尿路結石…… **232**
6 膀胱尿管逆流症…… **234**
7 急性前立腺炎…… **236**
8 Cushing 症候群…… **238**
9 原発性アルドステロン症…… **240**
10 褐色細胞腫…… **242**
11 腎細胞癌…… **244**
12 腎盂尿管腫瘍…… **246**
13 膀胱癌…… **248**
14 尿膜管癌…… **250**
15 前立腺肥大症…… **252**
16 前立腺癌…… **254**
17 精巣腫瘍…… **256**
18 腎嚢胞…… **258**
19 多発性嚢胞腎…… **260**
20 馬蹄鉄腎…… **262**
21 水腎症…… **264**
22 停留精巣…… **266**

F-1 泌尿器科総論 ①

introduction to Urology ①

構造・機能

[腎]
- 100万個のネフロンの集合体である。
- 後腹膜臓器である。
- 腎盂は移行上皮で覆われている。
- 腹側からVAUの順に位置する。
 (Vは腎静脈, Aは腎動脈, Uは腎盂である)

[尿管]
- 総腸骨動脈前面を走行する。
- 大腰筋前面を走行する。
- 長さは25〜30 cmである。
- 生理的狭窄部は3か所ある。

> ①腎盂尿管移行部
> ②総腸骨動脈交叉部
> ③膀胱尿管移行部

[膀胱]
- 膀胱の筋層は3層で, 内縦, 中輪, 外縦からなる。
- 膀胱頂部外側は腹膜に覆われている。
- 尿管は膀胱三角に開口する。

[前立腺]
- 尿道は前立腺を貫く。

1 泌尿器科総論 ①

図 F.1 腎と血管

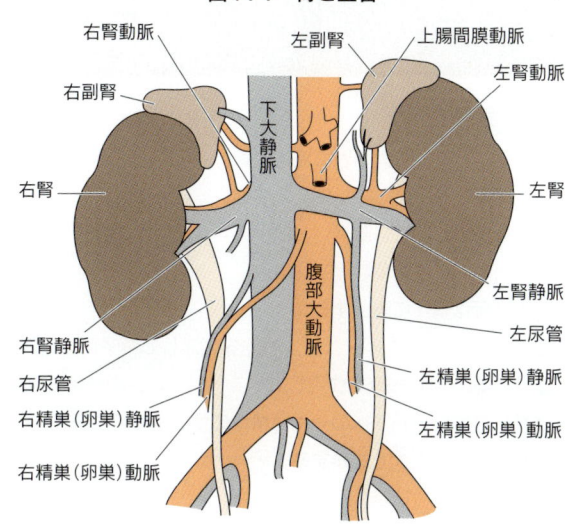

- 右腎動脈
- 右副腎
- 下大静脈
- 右腎
- 右腎静脈
- 右尿管
- 右精巣(卵巣)静脈
- 右精巣(卵巣)動脈
- 左副腎
- 上腸間膜動脈
- 左腎動脈
- 腹部大動脈
- 左腎
- 左腎静脈
- 左尿管
- 左精巣(卵巣)静脈
- 左精巣(卵巣)動脈

図 F.2 膀胱

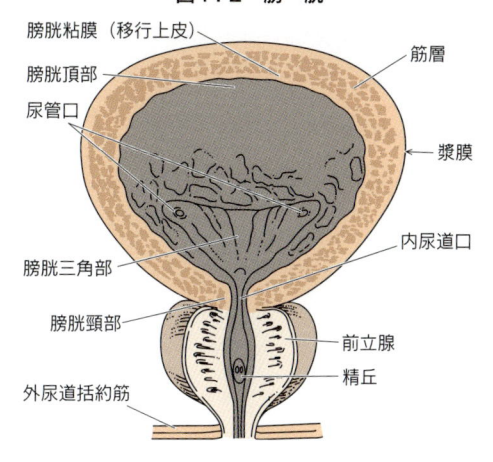

- 膀胱粘膜（移行上皮）
- 膀胱頂部
- 尿管口
- 膀胱三角部
- 膀胱頸部
- 外尿道括約筋
- 筋層
- 漿膜
- 内尿道口
- 前立腺
- 精丘

F 泌尿器科

F-2 泌尿器科総論 ②

introduction to Urology ②

構造・機能

男性生殖器

- 右精巣静脈は下大静脈に流入する。
- 左精巣静脈は左腎静脈に流入する。
- 左腎静脈は右腎静脈より長い。
- 左腎動脈は右腎動脈より短い。
- 射精管は精丘に開口する。
- FSH は精細管にある Sertoli 細胞（セルトリ）を刺激して精子形成を促す。
- LH は Leydig 細胞（ライディッヒ）に作用してテストステロンの分泌を促進する。
- 精子細胞から精子への分化は精巣の精細管で起こる。
- 精子は精巣上体で成熟する。
- 精子には子宮収縮作用がある。
- 勃起の反射中枢は仙髄に存在する。
- 勃起は副交感神経の興奮で起こる。
- 射精は交感神経の興奮で起こる。
- 造精細胞は放射線感受性が高い。
- Leydig 細胞は放射線感受性が低い。

2 泌尿器科総論 ②

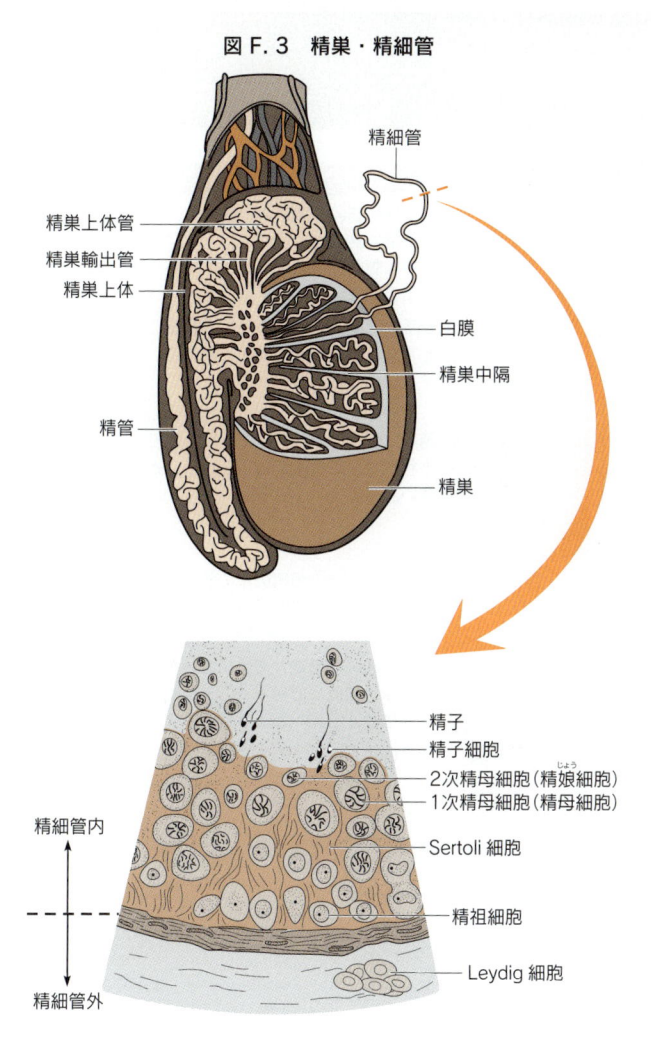

図 F.3 精巣・精細管

F-3 尿失禁

urinary incontinence

分類

種類	病態	原因
腹圧性尿失禁 (緊張性尿失禁)	尿道括約筋の弛緩により起こり，排尿は正常であるが，咳やくしゃみなどの簡単な腹圧加重により，尿の一部が漏れ出る状態。	老年女性 多経産婦 骨盤内手術の合併症
切迫性尿失禁	膀胱が過敏状態にあり，尿意が起こるとすぐに排尿筋が収縮するために，トイレに間に合わない状態。	膀胱炎 脳血管障害 Parkinson 病 脳腫瘍
溢流性尿失禁 (奇異性尿失禁)	膀胱に尿が貯まり過ぎてあふれ出てくる状態で，腎機能の低下を伴うことが多い。	前立腺肥大症 二分脊椎 高度尿閉 核・核下型神経因性膀胱
反射性尿失禁	排尿支配神経の障害のため随意排尿が不可能なとき，膀胱部を叩く，押すなどの刺激に対して反射的に尿を漏らす。	脊髄上位損傷 核上型神経因性膀胱
真性尿失禁	尿道括約筋の機能が完全に壊れた状態で，尿は膀胱に貯留することなく，絶えず尿道から漏れ出る状態。	尿管異所開口 尿道括約筋損傷
機能性尿失禁	心身の障害によってトイレまで行けない，または行きたがらないために起こる。	大腿骨骨折 Alzheimer 病

☐ 尿失禁の中では，腹圧性尿失禁が最も多い。

治療

☐ 腹圧性尿失禁の治療には骨盤底筋群の訓練が効果的である。

3 尿失禁

典型問題

101B-76 尿失禁の原因として**考えにくい**のはどれか。

- a 二分脊椎
- b Alzheimer 病
- c 前立腺肥大症
- d 前立腺全摘術
- e 抗ヒスタミン薬の服用

■ 解説

- ・二分脊椎では溢流性尿失禁を呈する。
- ・Alzheimer 病では機能性尿失禁を呈する。
- ・前立腺肥大症では溢流性尿失禁を呈する。
- ・前立腺全摘術では，外尿道括約筋の損傷により腹圧性尿失禁を生じることがある。
- ・抗ヒスタミン薬には，抗コリン作用があり，尿失禁ではなく尿閉が生じることがある。

正解 e

典型問題

91B-53〔改変〕 女性の腹圧性尿失禁について正しいのはどれか。2つ選べ。

- a 尿失禁の中では最も多い。
- b 尿意を伴うことが多い。
- c 閉経前には起こらない。
- d 子宮癌根治手術後に生じやすい。
- e 治療には骨盤底筋群の訓練が効果的である。

■ 解説

- ・女性の腹圧性尿失禁は，尿失禁の中では最も多い。
- ・尿意を伴わずにくしゃみ，咳などの腹圧で漏れ出てしまう。
- ・閉経前でも，出産などで骨盤底筋群が弱くなると起こる。
- ・子宮癌根治手術後には，神経因性膀胱を示し，溢流性尿失禁を呈する（腹圧性尿失禁は起こさない）。
- ・治療の一つに，骨盤底筋群の訓練がある。

正解 a，e

F-4 神経因性膀胱

neurogenic bladder

概　要
- 膀胱や尿道を支配する中枢神経や末梢神経の障害によって生じる排尿障害である。

分　類
- Lapides（ラピデス）の分類（過去の国試にはよく出てくる）

種類	機序	障害部位	原因疾患
無抑制膀胱	膀胱からの知覚は保たれているため尿意はあるが、仙髄排尿中枢への上位中枢からの抑制性経路が障害されているため、排尿筋の無抑制収縮がみられる（尿意を我慢することができない状態）。切迫性尿失禁をきたす。	大脳	脳血管障害 Parkinson病 脳腫瘍 多発性硬化症
反射性膀胱 （自動性膀胱）	仙髄より上位の脊髄（核上型）の障害で、尿意はなく、排尿は仙髄の反射のみで行われる。反射性尿失禁をきたす。	脊髄 （仙髄より上）	上位脊髄損傷
自律性膀胱 （無緊張性膀胱）	仙髄〜膀胱間の知覚路と運動路の両方の障害で、尿意はなく、排尿筋の収縮もみられない。尿閉〜溢流性尿失禁をきたす。	脊髄円錐 馬尾	骨盤内手術後 脊髄損傷直後 下位脊髄損傷 脊髄円錐損傷
知覚麻痺性膀胱	膀胱からの知覚路の障害であり、尿意はなく、膀胱容量は増大する。尿閉〜溢流性尿失禁をきたす。	仙髄後根 感覚神経	糖尿病
運動麻痺性膀胱	骨盤神経の運動路の障害であり、尿意はあるが、排尿筋の収縮がない。尿閉〜溢流性尿失禁をきたす。	仙髄前根 運動神経	脊髄前角炎

＊脊髄損傷受傷直後は受傷部位に関係なく脊髄ショック期に陥り、膀胱は無緊張性となるが、脊髄ショック期が過ぎるとその後は、脊髄の受傷部位、程度によって決まる。

4 神経因性膀胱

典型問題

99H-21 53歳の女性。10年前から糖尿病を指摘されていた。尿失禁を主訴として来院した。あまり尿意を感じないが常に失禁している。血清クレアチニン 0.7 mg/dl。静脈性尿路造影で軽度の両側水腎症を認める。超音波検査で膀胱内に多量の残尿を認める。
　適切な治療法はどれか。

a　抗コリン薬投与　　b　間欠的自己導尿　　c　腹圧排尿
d　両側腎瘻造設　　　e　尿失禁根治的手術

■解 説

・糖尿病による神経因性膀胱が考えられる。
・間欠的自己導尿が第一選択となる。

正解 b

典型問題

77B-96〔改変〕 神経因性膀胱について**誤っている**のはどれか。

a　脳血管障害では, 多くの場合, 無抑制膀胱となる。
b　脊髄損傷直後には, 無緊張性膀胱となる。
c　仙髄排尿中枢より上位の脊髄損傷では, 反射性膀胱となる。
d　骨盤内臓器手術後の場合には, 自律性膀胱となる。
e　Parkinson 病では運動麻痺性膀胱となる。

■解 説

・脳血管障害では無抑制膀胱となる。
・脊髄損傷直後には脊髄ショック期となり, 膀胱は弛緩し無緊張性膀胱となる。
・上位脊髄損傷では反射性膀胱となる。
・骨盤内臓器手術後は自律性膀胱となる。
・Parkinson 病では無抑制膀胱となる。

正解 e

F-5 尿路結石
urolithiasis

概要
- 上部尿路結石（腎，尿管）が95%で，下部尿路結石（膀胱，尿道）が5%である。
- 約80%がシュウ酸カルシウムを主成分とするCa結石である。

疫学
- 男女比は3：1で男性に多く，30～50歳代に好発する。

病因
- 尿路通過障害 →腎盂尿管移行部狭窄，前立腺肥大，海綿腎
- 尿路感染　　 →膀胱カテーテルの長期留置
- 長期臥床　　 →頸髄損傷
- 食事　　　　 →アルコール，動物性蛋白質
- 薬剤　　　　 →アセタゾラミド，副腎皮質ステロイド薬
- 内分泌異常　 →Cushing症候群，原発性副甲状腺機能亢進症
- 代謝異常　　 →痛風，高シュウ酸尿症，腎尿細管性アシドーシス

症状
- 疝痛発作，血尿，結石の既往が，診断基準の3主徴である。

検査
- 打診
  →肋骨脊柱角部叩打痛
- 腹部超音波断層法
  →結石は高エコーで音響効果を伴い，水腎症が認められることがある。
- 静脈性尿路造影
  →結石陰影，尿流停滞，水腎症

治療
- 保存的療法
  →飲水，運動，鎮痛薬・鎮痙薬の投与（疝痛発作に対して）
- 手術療法
  →体外衝撃波結石破砕療法（ESWL），内視鏡手術
- 溶解療法
  →尿酸・シスチン・キサンチン結石には，重曹やクエン酸塩などで尿pHを上げる。

5 尿路結石

典型問題

101F-47 日本人の尿路結石で最も多いのはどれか。
- a 尿酸結石
- b シスチン結石
- c リン酸カルシウム結石
- d シュウ酸カルシウム結石
- e リン酸マグネシウムアンモニウム結石

■解 説
・シュウ酸カルシウム結石を主成分とするものが約 80%である。

正解 d

典型問題

96D-38 32 歳の男性。昨夜から右側腹部疝痛発作があり、救急外来を受診した。5 年前に同様の発作があり、ヨード造影剤検査で尿管結石を指摘されたが、その検査中に重度の呼吸困難に陥ったことがある。腹部は平坦、軟であるが、右背部に強い叩打痛がある。尿所見：蛋白（±），糖（－），沈渣に赤血球 20～30/1視野，白血球（－）。血清生化学所見に異常はない。
　　まず行うべき検査はどれか。
- a 腹部超音波検査
- b 静脈性腎盂造影
- c 腎シンチグラフィ
- d 逆行性腎盂造影
- e 腎盂尿管鏡検査

■解 説
・ヨード過敏症があるので、ヨード造影検査は**禁忌**である。
・腹部超音波検査は侵襲もなく、水腎症の有無を調べられ、結石を同定することもありうるので、まず初めに行う検査である。

正解 a

F-6 膀胱尿管逆流症

vesicoureteral reflux (VUR)

概要
- 膀胱内圧が上昇し，膀胱尿が尿管に逆流する疾患で，両側性が多く，急性腎盂腎炎，慢性腎盂腎炎の原因となる。
- 自然治癒が約60%にみられるため，腎機能に問題がなければ保存的療法とする。
  （特に乳幼児では，成長とともに自然治癒することがある）

疫学
- 幼小児に多く，男女比は1:3で女児に多い。

病因
- 原発性（先天性）
  →膀胱三角部薄弱，尿管異常（完全重複尿管，尿管異所開口）など
- 続発性（二次性）
  →下部尿路通過障害（前立腺肥大症，尿道弁），神経因性膀胱，医原性によるものなど

検査
- 排尿時膀胱尿道造影（確定診断）
  →逆流を証明する。
- 膀胱鏡検査
  →尿管口の形状，位置の観察をする。

治療
- 保存的療法
  →尿路感染症の予防のために抗菌薬を投与する。
- 手術療法
  →反復する腎盂腎炎や腎機能低下が認められる場合には尿管膀胱新吻合術。

6 膀胱尿管逆流症

典型問題

101G-38 1歳の男児。39℃台の発熱とおむつに膿が付着していることとを主訴に来院した。5か月前に39℃台の発熱が3日間持続し、近医で感冒の診断で治療を受けたことがある。尿所見:蛋白1＋,沈渣に赤血球5〜8/1視野,白血球30〜50/1視野。血液所見:赤血球430万,Hb 12.3 g/d*l*,Ht 38％,白血球13,800。血清生化学所見:尿素窒素10 mg/d*l*,クレアチニン0.9 mg/d*l*。排尿時膀胱造影写真を別に示す。

考えられるのはどれか。

a 腎膿瘍
b 馬蹄鉄腎
c 尿管膀胱外開口
d 膀胱尿管逆流
e 精巣炎

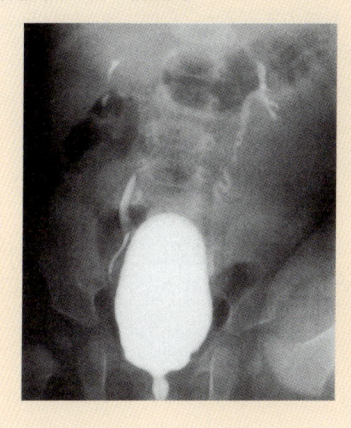

■解説

・排尿時膀胱造影写真では、尿管に造影剤が逆流しているのがわかる。

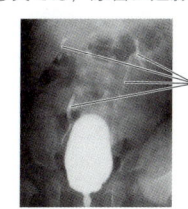

左右の尿道・腎盂に造影剤の逆流を認める

・膀胱尿管逆流が考えられる。

正解 d

F-7 急性前立腺炎

acute prostatitis

概　要
- 細菌性が大部分を占め，起炎菌は大腸菌が多い。

疫　学
- 思春期以降にみられる。

症　状
- 高熱，悪寒，排尿痛，頻尿，排尿困難，会陰部不快感

検　査
- 尿検査
  →初尿，中間尿ともに膿尿である。
- 直腸指診
  →圧痛と熱感のある腫大した前立腺を触れる。
- 血液所見
  →白血球増加，CRP 値上昇，赤沈亢進

禁　忌
- 前立腺マッサージ
  →急性期では菌血症の危険があり**禁忌**である。

治　療
- 抗菌薬
  →第 2 世代あるいは第 3 世代注射用セフェム薬で治療を開始し，急性症状が軽快したら，ニューキノロン薬の経口投与に変更する。

7 急性前立腺炎

典型問題

98D-38 35歳の男性。悪寒戦慄を伴う39℃の発熱，頻尿および排尿時痛のため来院した。3日前から排尿時痛と会陰部不快感とがあったが放置していた。
最も考えられるのはどれか。
 a 急性腎盂腎炎
 b 急性膀胱炎
 c 尿道炎
 d 急性前立腺炎
 e 急性精巣上体炎

■解 説

・急性腎盂腎炎は女性に多い。
・急性膀胱炎は女性に多く，発熱はない。
・尿道炎では排膿がみられる。
・急性前立腺炎は，発熱を伴い，会陰部不快感が特徴的であるので，最も疑われる。
・急性精巣上体炎では，陰嚢腫大と陰嚢痛がみられる。

正解 d

F-8 Cushing 症候群
Cushing's syndrome

概要
- 副腎皮質ホルモン，特にコルチゾールの慢性的過剰分泌によって起きる症候群である。

疫学
- 女性に多く，20〜40歳代に好発する。

分類
- 副腎原発性（ACTH 分泌低下）
  →副腎皮質腺腫
- 副腎以外の続発性（ACTH 分泌亢進）
  →下垂体腺腫（Cushing 病），異所性 ACTH 分泌（肺癌，胸腺腫）
- 医原性
  →糖質コルチコイド投与（膠原病などの治療のため）

症状
- 満月様顔貌，中心性肥満，水牛肩，皮膚線条，多毛，高血圧，糖代謝異常，骨粗鬆症，精神症状

検査
- 尿中コルチゾール，17-OHCS，17-KS の排泄が増加する。

治療
- 外科的治療
  →副腎腫瘍の場合は病側の副腎摘出術
  →下垂体腺腫の場合は Hardy 手術（経蝶形骨洞的手術）による腺腫摘出術。
- 照射療法
  →下垂体手術が施行できない症例や取り残し症例，術後再発症例などでは，^{60}Co によるガンマナイフ療法。
- 薬物療法
  →ACTH 分泌抑制を目的としてレセルピン，ブロモクリプチン投与。
  →副腎皮質ステロイド合成阻害薬投与。

8 Cushing症候群

典型問題

98 I-30 38歳の女性。会社の健康診断で<u>高血圧</u>を指摘されたため来院した。身長158 cm、体重60 kg。<u>満月様顔貌</u>と<u>中心性肥満</u>とがある。<u>血清コルチゾールの高値と日内変動の消失</u>とを認める。腹部超音波検査で<u>左腎上方に径3 cmの腫瘤を認める。</u>
この疾患でみられるのはどれか。2つ選べ。
a 眼球突出　　b 翼状頸　　　　c 伸展性皮膚線条
d 骨粗鬆症　　e アキレス腱肥厚

■解 説

・高血圧、満月様顔貌、中心性肥満、血清コルチゾールの高値と日内変動の消失、左腎上方に径3 cmの腫瘤、などからCushing症候群が考えられる。
・症状として、続発性骨粗鬆症、皮膚線条などがみられる。

正解 c, d

Compact Minor Note／F 泌尿器科

F-9 原発性アルドステロン症
primary aldsteronism

概要
- 副腎病変に基づく過剰アルドステロン血症による続発性の高血圧症である。

疫学
- 男女比は約 1：2 で女性に多く，40〜50 歳代に好発する。

病因
- 副腎皮質腺腫によるものが 70〜80％である。

病態
- アルドステロン↑のために，腎遠位尿細管から Na^+ の再吸収が高まり，循環血漿量↑，血圧↑となる。Na^+ 再吸収の増加に伴い，K^+ と H^+ が排泄され，低カリウム血症と代謝性アルカローシスが生じる。

症状
- 高血圧，筋力低下，周期性四肢麻痺，多尿，耐糖能異常，テタニー発作

検査
- 血液生化学検査
  → 低カリウム血症，代謝性アルカローシス，耐糖能異常
- 内分泌学的検査
  → 高アルドステロン血症，低レニン血症
- 造影 CT
  → 造影効果の少ない低吸収の腫瘍
- 副腎静脈造影，副腎静脈血中アルドステロン測定，副腎シンチグラフィ
  → 局在診断に有用

治療
- 外科的治療
  → 腹腔鏡下内視鏡手術にて，副腎腫瘍の摘出を行う。
- 薬物療法
  → 両側副腎過形成，手術不能例では，アルドステロン受容体拮抗薬（スピロノラクトン）を投与する。

9 原発性アルドステロン症

典型問題

100F-56 44歳の女性。2年前から手指のしびれ感と下肢の麻痺症状とが出現し,階段の昇降ができなくなり来院した。常用薬はない。身長 160 cm, 体重 48 kg。脈拍 76/分, 整。血圧 162/92 mmHg。頸部に甲状腺を触知しない。両下肢に筋力低下を認める。尿所見:蛋白 1＋, 糖 (−)。血液所見:赤血球 400万, Hb 13.7 g/d*l*, Ht 39％, 白血球 4,200。血清生化学所見:総蛋白 5.9 g/d*l*, アルブミン 3.9 g/d*l*, 総コレステロール 167 mg/d*l*, 尿素窒素 10.1 mg/d*l*, クレアチニン 0.4 mg/d*l*, 尿酸 7.4 mg/d*l*, Na 143 mEq/*l*, K 2.7 mEq/*l*, アルドステロン 28.6 ng/d*l* (基準 5〜10), 血漿レニン活性 0.2 ng/m*l*/時間 (基準 1.2〜2.5)。

考えられるのはどれか。

a Cushing 症候群
b 原発性アルドステロン症
c 続発性アルドステロン症
d 褐色細胞腫
e 腎血管性高血圧

■ 解 説

・アルドステロン高値, 血漿レニン活性低値がみられるため, 原発性アルドステロン症によるアルドステロン過剰分泌が, レニン活性を抑制していると考えられる。
・アルドステロン過剰分泌による低カリウム血症性周期性四肢麻痺, 二次性高血圧が生じている。
・体重 48 kg と肥満がないので, Cushing 症候群は否定的である。

正解 b

F-10 褐色細胞腫

pheochromocytoma

概要
- 副腎髄質または副腎外のクロム親和性細胞から発生する腫瘍で、カテコラミン（アドレナリン、ノルアドレナリン）を過剰に産生、分泌する疾患である。
- 副腎外発生のものはアドレナリン低値を示す。
  （ノルアドレナリンからアドレナリンへの転換酵素が欠如していることが多いため）
- 発作型と持続型があり、高血圧は発作型が多く、ときに収縮期圧が 300 mmHg に達する。
- 末梢血管が極度に収縮しているため、循環血漿量は減少している。

疫学
- 男女差はなく、30〜50 歳代に好発する。
- 腫瘍が副腎外、両側性、悪性、家族性、小児例の割合が各々約 10%である（10%ルール）。

症状
- 5H 症状（高血圧、頭痛、発汗過多、高血糖、代謝亢進）

検査
- 内分泌学的検査
  → 血中および尿中カテコラミン増加やその代謝産物（VMA など）増加
- 画像検査
  → 超音波検査、CT、MRI、^{131}I-MIBG シンチグラフィなど

合併症
- 多発性内分泌腫瘍症（MEN）2 型、von Recklinghausen 病、von Hippel-Lindau 病

治療
- 外科的治療
  → 血圧のコントロール、循環血漿量の是正後に、腫瘍の腹腔鏡下切除術を行う。
- 薬物療法
  → α遮断薬とβ遮断薬の併用かαβ遮断薬を投与する。
  → 悪性褐色細胞腫の転移例には化学療法や^{131}I-MIBG による内照射などが行われる。

補足
- 褐色細胞腫に造影検査は原則禁忌である。

10 褐色細胞腫

典型問題

101A-22 32歳の女性。発作性の頭痛と動悸とを主訴に来院した。1年前の健康診断で高血圧を指摘されたため、毎朝、血圧測定をしている。通常 120/80 mmHg 前後であるが、症状出現時には収縮期血圧が 200 mmHg のこともある。意識は清明。身長 155 cm、体重 46 kg。脈拍 76/分、整。血圧 138/74 mmHg。心音と呼吸音とに異常を認めない。尿所見：蛋白（−），糖（−）。血液所見：赤血球 410 万, Hb 14.0 g/d*l*, 白血球 7,800。血清生化学所見：尿素窒素 18 mg/d*l*, クレアチニン 0.9 mg/d*l*, TSH 3.2 μU/m*l*（基準 0.2〜4.0），アルドステロン 6 ng/d*l*（基準 5〜10），血漿レニン活性 2.0 ng/m*l*/時間（基準 1.2〜2.5），アドレナリン 120 pg/m*l*（基準 100 以下），ノルアドレナリン 1,200 pg/m*l*（基準 100〜450）。尿中 VMA 9 mg/日（基準 1.3〜5.1）。

検査として**適切でない**のはどれか。

a　腹部単純 CT　　　　　b　腹部単純 MRI
c　腹部超音波検査　　　d　腹部大動脈造影
e　副腎シンチグラフィ

■解説

・発作性の高血圧，血中アドレナリン高値，血中ノルアドレナリン高値，尿中 VMA 高値より，褐色細胞腫が考えられる。
・検査として，超音波検査，CT，MRI，^{131}I-MIBG シンチグラフィがある。
・褐色細胞腫においては，造影剤使用は**禁忌**である。

正解 d

F-11 腎細胞癌

renal cell carcinoma

概　要
- 尿細管上皮由来の腺癌で，腎腫瘍の約 80%を占める。
- 最近では人間ドックや検診にて偶然発見される偶発癌が，腎癌患者の約 80%を占める。

疫　学
- 男女比は 3:1 で男性に多く，50〜70 歳代に好発する。

症　状
- 3 主徴は血尿，腎部腫瘤，腎部疼痛であり，無症候性血尿を主訴とすることが多い。
- 静脈内腫瘍塞栓を伴いやすい。
- 肺，肝，骨に転移することが多い。

腫瘍随伴症
- 発熱
  → IL-6 が関与
- 赤血球増加症
  → 癌細胞からのエリスロポエチンが関与
- 高カルシウム血症
  → 癌細胞からの副甲状腺ホルモン関連蛋白（PTHrP）が関与

検　査
- 静脈性腎盂造影（IVP），CT，超音波検査，腎動脈造影
- 針生検は一般に行わない。

治　療
- 患側腎を副腎とともに Gerota 筋膜ごと摘出する，根治的腎摘除術を行う。
- 手術に際して腎茎部を最初に処理する。
- 腫瘍が小さい場合は，腎部分切除術も行われる。
- 転移巣には，インターフェロンによる免疫療法が行われる。
- 放射線感受性は低い。

11 腎細胞癌

典型問題

90B-65〔改変〕 腎細胞癌について正しいのはどれか。2つ選べ。

a 症状は血尿が最も多い。
b 移行上皮癌が最も多い。
c 転移部位は肺が骨より多い。
d 放射線感受性が高い。
e 腎尿管全摘除術を行う。

■解 説

・無症候性血尿が最も多い訴えである。
・腺癌であり,放射線感受性は低い。
・転移は,肺が最も多い。
・治療は腎摘除術である。

正解 a, c

典型問題

94B-61〔改変〕 腎細胞癌の腫瘍随伴症状はどれか。2つ選べ。

a 発 熱　　b 赤血球増加症　　c 尿崩症
d 男性化徴候　　e 高ナトリウム血症

■解 説

・腎細胞癌の腫瘍随伴症状には,発熱(IL-6 による),赤血球増加症(エリスロポエチンによる),高カルシウム血症(副甲状腺ホルモン関連蛋白による)がある。

正解 a, b

F-12 腎盂尿管腫瘍
renal pelvic and ureteral tumor

概　要
- 腎盂，尿管に発生する腫瘍の多くは，尿路上皮癌（90%以上）である。
- 多中心性であることと，易再発性であるという特徴をもつ。
- 治療後に膀胱に再発しやすく，その頻度は約25%である。

疫　学
- 男女比は3：1で男性に多く，50～70歳代に好発する。

症　状
- 血尿（主症状であり約75%），側腹部痛（約30%）

検　査
- 尿細胞診，超音波検査，静脈性腎盂造影（IVP），逆行性腎盂造影（RP），CT，MRI

治　療
- 腎尿管全摘出術
  → Gerota筋膜内の脂肪組織とともに腎臓，尿管，尿管口を含め膀胱壁を切除し，腎尿管を一塊に摘出する。
- 全身化学療法
  → 転移を有する症例や手術不能例に行う。
- 放射線療法
  → 大きなリンパ節転移や骨転移に行う。

12 腎盂尿管腫瘍

■ 典型問題

92B-64 尿管腫瘍について**誤っている**のはどれか。
a 排尿痛が主な症状である。
b 尿細胞診が診断に有用である。
c 移行上皮癌が最も多い。
d 腎・尿管全摘出術の適応である。
e 膀胱に再発しやすい。

■ 解 説

・血尿が主症状である。
・尿細胞診が診断に有用である。
・尿路上皮癌（移行上皮癌）が最も多い。
・治療は，腎尿管全摘出術を行うが，再発しやすく，特に膀胱に多い。

正解 a

F-13 膀胱癌

bladder cancer

概　要
- 90%以上は尿路上皮癌であり，多中心性発生，高頻度の再発が特徴である。
- 異所性再発がしばしば認められる。
- 発育形態は表在性乳頭状が最も多い。
- 膀胱の上皮内癌（carcinoma in situ）は，胃癌などの上皮内癌と違って，悪性度が高い。
- 膀胱乳頭腫は組織学的には良性腫瘍だが，臨床的には悪性腫瘍として扱われる。

疫　学
- 男女比は3：1で男性に多く，50〜70歳代に好発する。

病　因
- 職業性膀胱癌発生には，芳香族アミン（2-naphtyamine, benzidine, 4-aminobiphenyl など）の長期間の接触が関係している。
- 喫煙，慢性機械的刺激，ビルハルツ住血吸虫，人工甘味料，コーヒーなどが病因となる。

症　状
- 無症候性肉眼的血尿，膀胱刺激症状

検　査
- 超音波検査
  →尿を貯めた状態で行う。
- 膀胱鏡検査
  →乳頭状有茎性腫瘍は表在癌，非乳頭状広基性腫瘍は浸潤性癌である可能性が高い。
- 尿細胞診
  →上皮内癌では陽性率が高く，診断に有用である。

治　療
- 表在性膀胱癌
  →経尿道的腫瘍切除術（TUR-Bt），BCG膀胱内注入療法
- 浸潤性膀胱癌（転移なし）
  →膀胱全摘除術＋尿路変向術
- 浸潤性膀胱癌（遠隔転移あり）
  →全身化学療法

13 膀胱癌

■典型問題

92F-31〔改変〕 60歳の男性。半年前から症状を伴わない血尿を時々認めるため来院した。尿沈渣に赤血球多数/1視野,白血球 10～20/1視野を認める。静脈性尿路造影写真を別に示す。

行うべき検査はどれか。2つ選べ。

a 神経特異エノラーゼ (NSE)　　b 超音波検査
c 逆行性腎盂造影　　　　　　　　d レノグラム
e 膀胱鏡検査

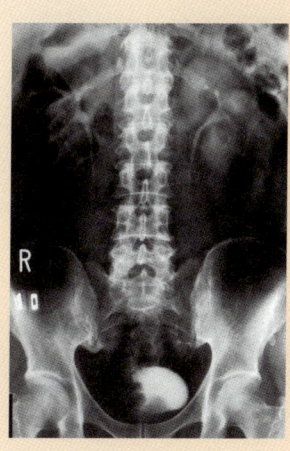

■解 説

・無症候性血尿を主訴に来院した。静脈性尿路造影写真にて,膀胱右側に陰影欠損像がみられることより,膀胱癌が疑われる。確定診断のためには,尿細胞診,超音波検査,膀胱鏡検査が必要である。
・神経特異エノラーゼ (NSE) は神経芽細胞腫,肺小細胞癌で増加する腫瘍マーカーである。

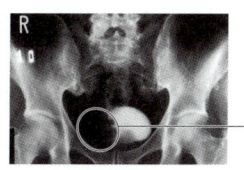

膀胱の陰影欠損像

正解 b, e

F-14 尿膜管癌

urachal cancer

概　要
- 膀胱頂部に好発し，膀胱腫瘍の中ではまれである。
- 胎生期の遺残物である尿膜管から発生し，組織学的には腺癌が多い。
- 治療しても再発が多く予後不良である。

疫　学
- 男性に多く，40〜60歳代が好発年齢である。

症　状
- 血尿で発見されることが多い。

検　査
- 膀胱鏡，CT，MRI

治　療
- 抗癌薬・放射線に対する感受性が低いため，手術療法が基本となる。
- 再発が多いので，膀胱全摘術が行われる。

14 尿膜管癌

典型問題

97A-40 70歳の男性。1か月前から血尿が続いているため受診した。腹部に腫瘤は触れず、外陰部に異常はない。直腸指診では前立腺は軽度肥大し弾性硬である。血液所見には異常なく、PSA（前立腺特異抗原）が 3.4 ng/ml（基準4.0以下）であった。尿所見：肉眼的血尿があり、小さな凝血塊が数個認められる。尿蛋白1＋、糖（－）、沈渣に白血球 2〜3/1視野、赤血球無数/1視野、異型細胞多数/1視野、細菌（－）。尿細胞診 Class Ⅴ。膀胱鏡検査で膀胱頂部に母指頭大の広基性非乳頭状腫瘍が認められ、生検で腺癌であった。

この腺癌の発生母地はどれか。

a 尿管　b 尿膜管　c 膀胱粘膜
d 前立腺　e 尿道

■解説

・前立腺の肥大は、弾性硬であることや、PSA が基準値内であることより、前立腺肥大症と考えられる（前立腺癌は否定的）。
・血尿は膀胱頂部の腺癌が原因であり、部位・組織より、尿膜管癌が考えられる。

正解 b

F-15 前立腺肥大症
benign prostatic hypertrophy（BPH）

概　要
- 加齢により前立腺の内腺が腫大した腺腫で，尿路を圧迫して排尿障害をきたす。
- 前立腺肥大症は内腺（尿道周囲腺＋粘膜下腺）から発生し，外腺（本来の前立腺）から発生する前立腺癌とは異なり，癌化することはない。
- 内腺は尿道に接しているため，前立腺癌よりも排尿困難は高度である。

疫　学
- 50歳ころから有症状者が増え，60歳以上で50％近くになる。

症　状

第Ⅰ期（刺激症状期）	頻尿（特に夜間頻尿），会陰部の不快感
第Ⅱ期（残尿発生期）	排尿困難の増悪，残尿の出現，急性尿閉
第Ⅲ期（慢性尿閉期）	慢性尿閉，溢流性尿失禁，腎機能低下

検　査
- 直腸指診
  →弾性硬の前立腺を触知する。
- 尿流測定
  →排尿障害の程度を調べる。
- 前立腺特異抗原（PSA）値
  →前立腺癌を除外する。
- 経直腸超音波検査
  →前立腺の大きさや性状を調べる。

合併症
- 長期追跡調査では10％に前立腺癌が合併する。

治　療
- 第Ⅰ期
  →薬物療法（α遮断薬，抗アンドロゲン薬）
- 第Ⅱ期
  →手術療法（経尿道的前立腺切除術，開放性前立腺摘除術，温熱療法，レーザー焼灼術）
- 第Ⅲ期
  →導尿を行い，腎機能の回復を待って手術を行う。

15 前立腺肥大症

■ 典型問題

96A-38〔改変〕 77歳の男性。6年前から頻尿，残尿感および排尿困難があったが，最近，症状が悪化したため来院した。腹部は平坦で腸雑音は正常。尿所見に異常はない。血清生化学所見：尿素窒素 28 mg/d*l*，クレアチニン 1.2 mg/d*l*。PSA（前立腺特異抗原）2.3 ng/m*l*（基準 4.0 以下）。静脈性尿路造影 30 分の写真を別に示す。

みられる所見はどれか。2つ選べ。

a 膀胱瘤　　b 膀胱憩室　　c 膀胱結石
d 前立腺肥大　　e 水腎症

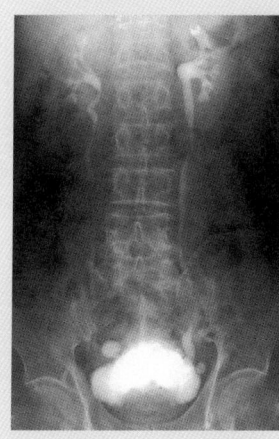

■ 解説

・画像では膀胱底部の挙上，膀胱憩室，辺縁不整（膀胱肉柱形成）がみられる。膀胱瘤，膀胱結石，水腎症はみられない。

膀胱底部挙上 ──
── 膀胱憩室

・膀胱底部の挙上は，その下にある前立腺の肥大を示唆する。
・排尿障害があるが，PSA が基準値内であるので，前立腺肥大症が考えられる。

正解 b, d

F-16 前立腺癌
prostatic cancer

概要
- 前立腺の外腺から発生する腺癌であり、アンドロゲン依存性腫瘍である。
- 転移は、骨（造骨性）、肺に多い。

疫学
- 50歳以上の男性に多く、高齢になるほど発生率が高い。
- 家族歴があると、発生率が7倍になる。
- 欧米人に多く、特に黒人系欧米人にきわめて多い。

症状
- 排尿異常、膀胱刺激症状、血尿、膀胱痛、排尿痛

検査
- 直腸指診
  → 石様硬の前立腺を触知する。
- 経直腸的超音波検査
  → 内部エコーに低エコー領域があれば前立腺癌を疑う。
- 前立腺特異抗原（PSA）値
  → 前立腺肥大症でも上昇するが、前立腺癌ではさらに上昇する。
- エコーガイド下生検
  → 確定診断。
- CT, MRI
  → 前立腺の形態、骨盤内リンパ節の腫大をみる。
- 骨シンチグラフィ
  → 骨転移を調べる。

治療

臨床病期A	前立腺肥大症の治療中、偶然に発見されたもの。A_1は限局性で高分化。A_2はそれ以外。	A_1は経過観察 A_2〜Cは前立腺全摘除術＋放射線療法 Dは抗男性ホルモン療法
臨床病期B	前立腺内に限局しているもの。	
臨床病期C	前立腺外に浸潤しているが、転移のないもの。	
臨床病期D	転移が認められるもの。D_1は所属リンパ節。D_2はそれ以外。	

16 前立腺癌

典型問題

98A-40〔改変〕 65歳の男性。排尿困難のため来院した。直腸診で前立腺は鶏卵大に腫大し，左葉は石様硬で表面不整である。
まず行うべき検査はどれか。2つ選べ。
a 前立腺特異抗原（PSA）　　b 静脈性腎盂造影
c 骨シンチグラフィ　　　　　d 尿道膀胱鏡検査
e 経直腸超音波検査

■ 解 説

・直腸診にて，石様硬で表面不整な前立腺を触れるため，前立腺癌が考えられる。
・前立腺癌を確定診断するため，PSAの測定と経直腸超音波検査を行う。

正解 a, e

典型問題

101G-39 71歳の男性。排尿困難を主訴に来院した。直腸診で鶏卵大，石様硬の前立腺を触知する。PSA 80 ng/ml（基準4.0以下）。前立腺生検で高分化型の前立腺癌を認める。骨シンチグラフィで骨転移を認める。
対応として適切なのはどれか。
a 経過観察　　　b 放射線治療　　　c 抗癌化学療法
d 前立腺全摘除術　　e 抗男性ホルモン療法

■ 解 説

・骨転移が認められる前立腺癌であるので，臨床病期 D_2 である。抗男性ホルモン療法が中心となる。

正解 e

F 泌尿器科

F-17 精巣腫瘍

testicular tumor

概 要
- 90～95%は胚細胞性腫瘍であり，多彩な病理組織型を示す。
- 増殖能力が大きいため進行も早く，速やかに高位精巣摘除術を施行し，病理組織型を確認するとともに，早急に全身の転移検索を行う必要がある。

疫 学
- 我が国では，10万人当たり約1人と，比較的まれな疾患である。
- 15～35歳までの男性に好発し，白人に多く，有色人種には少ない。

病 因
- 停留精巣，精巣炎，外傷，エストロゲンなどが指摘されている。

症 状
- 陰嚢内の無痛性腫瘤（約10%は有痛性）を主訴とする。

転 移
- 好発部位は，後腹膜リンパ節，肺，肝，脳，骨である。

治 療
- 臨床上は精上皮腫（セミノーマ）と非精上皮腫（非セミノーマ）に分けて，治療方針を決定する。

治療上の分類		特 徴	治 療
1. 精上皮腫 (セミノーマ)		精巣腫瘍の中で一番多い（精巣腫瘍の40%）。10歳以下にはまれ。	高位精巣摘除術 放射線療法 化学療法
2. 非精上皮腫 (非セミノーマ)	①胎児性癌	AFP↑を示す。	高位精巣摘除術 後腹膜リンパ節郭清術 化学療法
	②卵黄嚢腫瘍	小児に好発する。AFP↑を示す。	
	③絨毛性腫瘍	hCG↑を示す。	
	④奇形腫	胎児性癌が三胚葉性の分化を示した腫瘍。	

17 精巣腫瘍

典型問題

101A-39 32歳の男性。右陰嚢の腫脹を主訴に来院した。3か月前から痛みを伴わずに右陰嚢が徐々に大きくなってきた。左陰嚢，陰茎および前立腺には異常を認めない。右陰嚢は鶏卵大で一塊として触知する。圧痛，透光性は無い。AFP 160 ng/ml（基準20以下）。超音波検査で右精巣の腫大を認める。
対応として適切なのはどれか。
- a 精巣生検
- b 抗菌薬投与
- c 高位精巣摘除術
- d 精巣捻転整復術
- e 精巣水瘤切除術

■ 解説

- 圧痛がなく，透光性もないので精巣腫瘍が考えられる。
- AFPが高値であるので，精巣腫瘍でも特に，胎児性癌，卵黄嚢腫瘍，奇形腫が疑われる。
- いずれの精巣腫瘍でも，高位精巣摘除術が第一選択となる。
- 精巣生検は**禁忌**である。

正解 c

典型問題

102 I-9 精巣腫瘍で最も頻度が高いのはどれか。
- a 扁平上皮癌
- b セミノーマ
- c 胎児性癌
- d 絨毛癌
- e 奇形腫

■ 解説

- 精巣腫瘍で最も頻度が高いのはセミノーマであり，全精巣腫瘍の約40％である。

正解 b

F-18 腎囊胞

renal cyst

概　要
- 腎に発生する後天性の囊胞であり，多くは無症状である。
- 囊胞が小さく，無症状のものは治療をする必要はない。

疫　学
- 50歳以上に多く，加齢とともに増加する。

症　状
- 尿路圧迫，囊胞内感染，水腎症，血尿

検　査
- 腹部エコー，腹部CT

治　療
- 経皮的囊胞穿刺術
  →超音波ガイド下に囊胞液を穿刺吸引し，エタノールを注入し固定する。

18 腎嚢胞

典型問題

新作問題 腎嚢胞について正しいのはどれか。2つ選べ。

- a 遺伝性がある。
- b 好発年齢は40歳代である。
- c ネフロン閉塞が原因となる。
- d 無症状のことがほとんどである。
- e 外科的切除が第一選択である。

■解 説

- ・遺伝性を示すのは嚢胞腎であり、腎嚢胞は非遺伝性である。
- ・60歳以上でしばしばみられ、超音波スクリーニングでは60歳代で20%、70歳代で30%にみられる。
- ・ネフロン閉塞により嚢胞が形成されると考えられている。
- ・無症状のことがほとんどだが、高血圧、水腎症、血尿をきたすこともある。
- ・良性で症状がなければ経過観察を行うが、症状がある場合は、経皮的穿刺による吸引固定、腹腔鏡下嚢胞切除、開窓術などを行う。外科的切除も行われるが第一選択ではない。

正解 c, d

F-19 多発性囊胞腎

polycystic kidney disease (PKD)

概　要

- 両側性に発生する遺伝性の囊胞性腎疾患であり，成人型の常染色体優性囊胞腎と，幼児型の常染色体劣性囊胞腎に大別される。

	常染色体優性囊胞腎	常染色体劣性囊胞腎
発生頻度	1,000 人に 1 人	10,000 人に 1 人
発症年齢	40 歳以降	出生時より
責任遺伝子	PKD1（16 番染色体） PKD2（4 番染色体）	PKHD1（6 番染色体）
病因	尿細管基底膜の厚い層状化	上皮細胞の構成蛋白の異常，あるいは支持組織の異常
症状の経過	40 歳ころより，背部の疼痛，高血圧，血尿，腹部腫瘤が現れる。60 歳代後半までに約半数が末期腎不全となる。	出生時から腎不全を示し，乳幼児期に死亡する。
囊胞	大小様々な囊胞が多数認められる。	多数の微小囊胞で蜂巣状となる。
合併症	肝囊胞，脳動脈瘤（くも膜下出血），心弁膜症，大動脈瘤，大腸憩室，鼠径ヘルニア	高血圧，心不全，肝の線維化と胆管拡張

検　査

- CT，超音波検査
  → 囊胞の診断に有用である。

治　療

- 対症療法が中心となる。

19 多発性嚢胞腎

典型問題

95G-41〔改変〕 43歳の男性。腹部の腫瘤に気付き,精査を希望して来院した。健康診断で時々高血圧,軽度の蛋白尿および血尿を指摘されていた。父親と叔父とが血液透析を受けている。血圧 160/94 mmHg。腹部に凹凸のある巨大な腫瘤を触れる。尿所見:蛋白 1+,糖(−),潜血 1+。血液所見:赤血球 350 万,Hb 0.1 g/d*l*,白血球 7,800。血清生化学所見:総蛋白 7.5 g/d*l*,クレアチニン 4.6 mg/d*l*。経口造影剤投与後の腹部単純 CT を別に示す。

この疾患について正しいのはどれか。2つ選べ。

a 常染色体劣性遺伝である。
b 病態形成の原因は基底膜の菲薄化による。
c 他臓器に嚢胞形成を認める。
d くも膜下出血を起こす危険性がある。
e 腎摘除術が必要である。

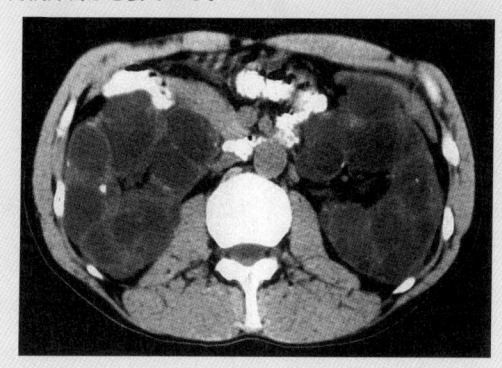

■ 解 説

- 画像では両側腎に多数の嚢胞を認め,多発性嚢胞腎が考えられる。
- 成人発症なので,常染色体優性嚢胞腎である。
- 尿細管基底膜は厚く層状化し,他臓器にも嚢胞を形成する。
- 脳動脈瘤を合併し,くも膜下出血を起こしやすい。
- 対症療法が中心で,腎摘除術が必ず必要なわけではない。

正解 c, d

F-20 馬蹄鉄腎

horseshoe kidney

概要
- 最も頻度が高い融合腎であり、両側腎が下極で融合し、腎長軸線は腎の下方で交叉する。

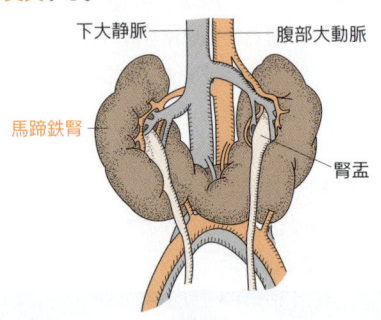

（図：下大静脈、腹部大動脈、馬蹄鉄腎、腎盂）

- 胎生期初期の腎形成の際に生じた異常によるもので、遺伝性疾患ではない。

疫学
- 頻度は400人に1人で、家族内発生もみられる。

症状
- 尿管が峡部（融合部）の前面部を、乗り越えるように通過するため、水腎症、腎結石、尿路感染などを伴いやすいが、ほとんどのものは無症状に経過する。
- Rovsing 徴候がみられることがある。

合併症
- Turner 症候群では60％、18 trisomy では20％に馬蹄鉄腎がみられる。

治療
- 症状が強い場合
  → 峡部離断術

補足
- **Rovsing 徴候**：脊椎を背屈したときに腹痛が増強し、前屈すると消失すること。

20 馬蹄鉄腎

典型問題

71B-85〔改変〕 馬蹄鉄腎について**誤っている**のはどれか。

a 両側腎が下極で融合している。
b 融合部は大静脈の後面にある。
c しばしば水腎症を合併する。
d Turner 症候群に合併しやすい。
e 無症状に経過するものがある。

■ 解 説

・馬蹄鉄腎は，両側腎が下極で融合しており，融合部は大静脈の前面にある。
・しばしば尿管が圧迫され，水腎症を合併するが，一般に無症状である。
・Turner 症候群の 60％に馬蹄鉄腎が合併する。

正解 b

典型問題

97H-46〔改変〕 馬蹄鉄腎で正しいのはどれか。2 つ選べ。

a 融合腎の一種である。
b 常染色体優性遺伝である。
c 腎長軸線は腎の頭側で交叉する。
d 尿管は腎の後面を通る。
e 水腎症の原因となる。

■ 解 説

・融合腎の一種である。
・遺伝疾患ではない。
・腎長軸線は腎の尾側で交叉する。
・尿管は腎の前面を通る。
・水腎症の原因となり，結石，感染症を併発することがある。

正解 a, e

F-21 水腎症

hydronephrosis

概　要
- 種々の原因で尿路の通過障害が生じ，腎盂，腎杯が拡張した状態である。
- 小児の側腹部腫瘤の原因として，最も頻度が高い。

病　因

先天性	後天性
腎盂尿管移行部狭窄症	前立腺肥大症
馬蹄鉄腎	神経因性膀胱
膀胱尿管逆流症	尿管結石
下大静脈後尿管	尿管腫瘍
二分脊椎	
後部尿道弁	
尿管瘤	

治　療
- 原因疾患の治療を行う。
- 両側性で腎機能障害を伴う場合は，尿路閉塞部位に応じた処置を行う。
  → 尿管ステント留置，経皮的腎瘻造設術，尿道留置カテーテル，膀胱瘻設置

21 水腎症

典型問題

79C-51 小児の側腹部腫瘤で最も頻度の高いのはどれか。
- a 囊胞腎
- b 水腎症
- c 後腹膜奇形腫
- d 腎芽細胞腫
- e 神経芽細胞腫

■解 説

・小児の側腹部腫瘤の原因として，水腎症が最も頻度が高い。

正解 b

典型問題

84A-8〔改変〕 水腎症の原因として**誤っている**のはどれか。
- a 馬蹄鉄腎
- b 下大静脈後尿管
- c 尿管瘤
- d 尿道憩室
- e 前立腺肥大症

■解 説

・馬蹄鉄腎では，尿管が腎融合部の前面を下行するため，水腎症の原因となることがある。
・下大静脈後尿管では，右尿管が下大静脈の後方を回ってから前方に出てくるため，尿管が圧迫されて水腎症となることがある。
・尿管瘤では，先天的な尿管末端部の通過障害があり，嚢状に拡張しているため，尿流の停滞が生じて水腎症となりやすい。
・尿道憩室が原因となり，水腎症となることは少ない。
・前立腺肥大症が進行して残尿量が増加すると，水腎症の原因となる。

正解 d

F-22 停留精巣

undescended testis

概要
- 胎生期に腹腔上部に発生した精巣は，次第に下降し鼠径管を形成しながら陰嚢内に入るが，その途上で下降が停止した精巣のことを呼ぶ。
- 両側性のものは全体の約 10%である。
- 生後 6 か月を過ぎると自然下降が期待できない。

疫学
- 新生児の約 3%にみられ，未熟児は 30%にみられる。

検査
- 触診，超音波，CT，MRI，腹腔鏡検査

合併症
- 精巣腫瘍，鼠径ヘルニア，精子形成障害（男性不妊），尿路の先天異常

治療
- 6〜15 か月ころまでには精巣固定術を行う。

22 停留精巣

典型問題

92B-53〔改変〕 停留精巣について正しいのはどれか。2つ選べ。

a 過期産児に多い。
b ゴナドトロピンで治療する。
c 鼠径ヘルニアを合併することが多い。
d 1歳までに自然下降することが多い。
e 悪性腫瘍の原因になる。

■ 解 説

・停留精巣は未熟児に多く，精巣腫瘍の原因となる。
・治療は精巣固定術である。
・鼠径ヘルニアを合併しやすい。
・生後6か月を過ぎると自然下降が期待できない。

正解 c，e

典型問題

101H-15 1歳の男児。健康診査で陰嚢内に両側の精巣を触知しないことを指摘されたため来院した。両側の精巣は鼠径部に触知し，大きさは正常である。
両親に対する説明で正しいのはどれか。

a 染色体検査が必要である。
b 1歳児の半数では精巣は鼠径部に存在する。
c 放置すると精巣腫瘍が発生する確率が高くなる。
d 小学生になるまでに精巣は自然に陰嚢内に下降する。
e 陰嚢内に精巣を固定する手術をすれば将来不妊症にならない。

■ 解 説

・停留精巣では，染色体異常はほとんどない。
・発生頻度は，1歳児で約1%である。
・精巣腫瘍の発生率が高くなる。
・生後6か月を過ぎると自然下降が期待できない。
・精巣固定術をしても不妊率は高率であるが，しないともっと高率となる。

正解 c

G 放射線科

Radiology

1 放射線障害…… **270**
2 放射線業務従事者…… **272**
3 患者の安全…… **274**

G-1 放射線障害

radiation hazard

分類

- 放射線障害は，急性障害と晩期障害に分類され，また，確定的障害と確率的障害に分類される。
- 急性障害とは
  → 数日後から数か月以内に発生する放射線障害である。
- 晩期障害とは
  → 数年あるいは数 10 年後に発生する放射線障害である。
- 確定的障害とは
  → 閾値があり一定の放射線量以上になって初めて症状が現れ，放射線量が増えると重症度が増していくもの。
- 確率的障害とは
  → 閾値がなくどんなに放射線量が少なくとも発生し，放射線量が増えると頻度が増すもの。

身体的影響	急性障害	確定的障害 （閾値あり）	皮膚紅斑 皮膚潰瘍 脱毛 造血器障害 不妊
	晩期障害		白内障 胎児への影響
		確率的障害 （閾値なし）	発癌 （乳癌，甲状腺癌＞白血病＞消化器癌＞骨腫瘍の順に発生頻度が高い）
遺伝的影響			遺伝的影響 （遺伝的な奇形，突然変異）

1 放射線障害

典型問題

91A-79〔改変〕 放射線による晩期障害はどれか。2つ選べ。

a 円形脱毛症 　　b 白内障 　　c 甲状腺癌
d 網状皮斑（livedo）　　e 腸ポリポーシス

■ 解 説

・円形脱毛症，網状皮斑，腸ポリポーシスは放射腺障害ではない。
・白内障，甲状腺癌は晩期障害である。
・白内障は晩期障害のうちで，確定的障害である。
・甲状腺癌は晩期障害のうちで，確率的障害である。

正解 b，c

典型問題

95A-65〔改変〕 電離放射線障害で閾値が**明らかでない**のはどれか。2つ選べ。

a 脱 毛 　　b 白血病 　　c 白内障
d 染色体異常 　　e 皮膚の紅斑

■ 解 説

・閾値が明らかでないもの（確率的障害）は，白血病，染色体異常である。
・脱毛，白内障，皮膚紅斑は，閾値が明らかな，確定的障害である。

正解 b，d

G-2 放射線業務従事者

radiation worker

概　要

□ 定期検査項目

①被曝経歴の評価（問診）
②末梢血液中の白血球数および白血球百分率の検査
③末梢血液中の赤血球数およびヘモグロビン量またはヘマトクリット値の検査
④白内障に関する眼の検査
⑤皮膚の検査

□ 職業被曝限度は 100mSv/5 年かつ 50mSv/年である。

□ 妊娠している女性の妊娠期間中の腹部表面の職業被曝限度は 2 mSv である。

□ 放射線業務従事者の患者としての医療被曝は，業務被曝に加算されない。

□ 国際放射線防護委員会の勧告は，医療法および放射線障害防止法に取り入れられている。

□ 放射線業務従事者はすべて個人ごとに，フイルムバッジを装着しなければならない。

□ 均等被曝の場合には，一般にフイルムバッジを胸部（妊娠可能女性は腹部）の防護衣の表面に，1 個付ければよい。

□ 血管造影など不均等被曝の可能性があるときは，フイルムバッジを防護衣の表面と裏面に 2 個以上付けることが，義務付けられている。

□ フイルムバッジは各種フィルターの使用によりエックス線，ガンマ線，ベータ線などの被曝測定に利用される。

□ 看護師がエックス線撮影業務をすることはできない。

□ エックス線撮影での撮影部位，撮影法の変更や決定は，医師の指示がなければならない。

2 放射線業務従事者

典型問題

90A-34〔改変〕 放射線業務従事者に必要な健康診断の検査項目はどれか。2つ選べ。

a 赤血球数　　b 血小板数　　c 血清アルブミン
d 骨密度　　　e 皮膚変化

正解 a, e

典型問題

96B-23〔改変〕 放射線業務従事者の定期検査の対象となるのはどれか。2つ選べ。

a 白血球数　　b 血清総蛋白　　c 肝機能
d 水晶体　　　e 腎機能

正解 a, d

Compact Minor Note／G　放射線科

G-3　患者の安全

patient safety

概　要

- 放射線全身被曝後の末梢血中では，リンパ球が最初に減少する。
- 卵巣がエックス線照射野に入っている場合には，低圧撮影より高圧撮影の方が望ましい。
  （電圧を高めると，曝写時間を短縮でき，また硬線であるので身体内の吸収が少ない）
- 患者としての医療被曝には，患者の利益という点から法的限度がない。
- 反復した股関節エックス線検査では生殖腺防護を行うべきである。
- 妊娠可能な女性の腹部放射線検査は月経開始 10 日以内に行うべきであり，この期間は卵胞期に相当する（10 日則：10-days rule）。なお本則は現在法令には記載がなく，慣習として用いられている。
- 放射線防護の 3 原則は，①時間（time），②距離（distance），③遮蔽（shield）である（TDS のルール）。
- 人体に吸収された放射線エネルギーを表す用語として吸収線量（Gy：グレイ）がある。物質 1 kg に 1 ジュールのエネルギーを与える線量を 1 Gy とする（1 Gy＝100 rad）。
- 線量当量（Sv：シーベルト）は，同じ吸収線量（Gy）でも放射線の種類により生物学的効果が変わってくるので，その要素を加味した線量である。
- 組織内照射に用いられる密封小線源の核種
  → ^{137}Cs, ^{198}Au, ^{125}I, ^{192}Ir, ^{226}Ra

補　足

- 密封小線源核種の覚え方
  →語呂：せんせい，　きん　ように　いる　らしい。
  　　　　^{137}Cs　　^{198}Au　^{125}I　^{192}Ir　^{226}Ra

3 患者の安全

典型問題

89A-66〔改変〕 患者の医療放射線被曝について正しいのはどれか。2つ選べ。

 a 管理区域を設定する。
 b 被曝線量をモニターする。
 c 被曝が正当化される。
 d 不必要な被曝を最適化で避ける。
 e 妊娠可能女性の骨盤部エックス線検査は月経開始後の7日以内に行う。

■解 説

- 管理区域を設定するのは，一般公衆に対してである。
- 被曝線量をモニターするのは，放射線業務従事者である。
- 医療被曝は患者の利益のために行われるため，正当化される。
- 妊娠可能女性の骨盤部エックス線検査は月経開始後の10日以内に行う。

正解 c, d

● 図版出典 ●

- 松村讓兒：イラストで見る診る看る 人体の構造と機能．第 2 版，医学評論社，2007（図 A.1, A.2, B.1, B.4, B.5, B.6, C.1, C.2, D.2, F.3）
- 安田幸雄他編：CBT こあかり 1 オリエンテーション．第 2 版，医学評論社，2006（図 B.2）
- 馬場俊吉：チャート医師国家試験対策 2 耳鼻咽喉科．第 3 版，医学評論社，2008（図 B.3）
- 野口純男：チャート医師国家試験対策 3 泌尿器科．第 3 版，医学評論社，2004（図 F.2）
- 近藤靖児他：チャート医師国家試験対策 5 皮膚科．第 3 版，医学評論社，2000（図 C.3, C.4, C.5）
- 馬場俊吉編著：アプローチシリーズ医師国試問題解説 12 耳鼻咽喉科．2009 年版，医学評論社，2008（図 B.7, B.8, B.9）
- 井口正典編著：アプローチシリーズ医師国試問題解説 14 泌尿器科．2009 年版，医学評論社，2008（図 F.2）

索　引

太字：主要ページ

和　文　索　引

あ

悪性黒色腫……128
アデノイド……54, 82
アトピー性皮膚炎……108
アトピー素因……108
アブミ骨……50, 51
アブミ骨筋……50
アルコール依存症……202
アレルギー性鼻炎……74

い

石垣状乳頭……10
易刺激性……201
苺状血管腫……118
溢流性尿失禁……228
医療保護入院……196
陰窩洗浄……86
咽頭……55
咽頭結膜熱……8
咽頭側索……54
咽頭扁桃……54, 55
咽頭扁桃肥大症……82
インフルエンザ菌……58, 96

う

ウイルス性結膜炎……8
内田・Kraepelin テスト……198
うつ病自己評価尺度……198
うつ病性障害……206
運動麻痺性膀胱……230

え・お

液状変性……142
エゴグラム……198
遠視性弱視……4

応急入院……196
黄色ブドウ球菌……12, 156, 182, 184
オステオン……150

か

絵画統覚テスト……198
外環状層板……151
介在層板……151
開散……6
外耳……51
外耳道……51
外傷後ストレス障害……212
外傷性白内障……16
疥癬……134
疥癬虫……134
外側膝状体……3
外側直筋……3
外側半規管……50
改訂長谷川式簡易知的機能評価スケール……198
蓋膜……51
外膜，眼球……2
海綿骨……150, 151
外毛根鞘……107
下咽頭……55
下咽頭癌……90
蝸牛……50, 51
蝸牛管……51
蝸牛神経……51
蝸牛窓……50, 51
角化細胞……104, 105
角質細胞……104
角質細胞層……104, 105
隔絶抗原……30
確定的（放射線）障害……270
角膜……2, 3
角膜ヘルペス……14
確率的（放射線）障害……270
カタプレキシー……216
褐色細胞腫……242
化膿性股関節炎……184
化膿性脊椎炎……156
下鼻甲介……53
下鼻道……52, 53
カフェオレ斑……120
顆粒細胞……104
顆粒細胞層……104, 105
加齢黄斑変性……40
感音難聴……58

索引

眼窩底吹き抜け骨折……100
眼球……2
眼脂……8
感情失禁……200
関節軟骨……150
汗腺……104, 105
眼部帯状疱疹……22
顔面神経……50, 54

き

奇異性尿失禁……228
気管……55
気管切開……56
奇形腫……256
基底細胞……104, 107
基底細胞癌……124
基底細胞層……104, 105
基底板……51, 104
基底膜……51
キヌタ骨……50, 51
機能性尿失禁……228
記銘力検査……198
嗅覚の伝導路……52, 53
嗅球……53
嗅細胞……52, 53
嗅索……53
嗅糸……53
吸収線量……274
嗅上皮……52, 53
急性化膿性骨髄炎……182
急性喉頭蓋炎……96
急性出血性結膜炎……8
急性前立腺炎……236
急性中耳炎……58
急性扁桃炎……84
急性(放射線)障害……270
嗅内野……53
嗅裂……52
強直性脊椎炎……158

強膜……2, 3
強膜静脈洞……3
棘融解……136
緊急措置入院……196
緊張性尿失禁……228
緊満性水疱……136

く・け

屈折性弱視……4
頸椎椎間板ヘルニア……160
血管条……51
結節性硬化症……122
結膜……3
ケラチノサイト……104, 105
ケラトヒアリン顆粒……104
原発開放隅角緑内障……20
原発性アルドステロン症……240
原発閉塞隅角緑内障……18

こ

口蓋帆張筋……50
口蓋扁桃……54, 55
口蓋扁桃肥大症……82
交感性眼炎……30
後眼房……3
硬口蓋……53
虹彩……2, 3
虹彩毛様体炎……22
後縦靱帯骨化症……162
甲状腺……57
甲状軟骨……57
紅色皮膚描記症……114
喉頭……55
喉頭蓋……55
喉頭癌……98

喉頭の神経支配……56
後頭葉視中枢……2
後半規管……50
広汎性発達障害……218
後部篩骨蜂巣……52
虹輪視……20
鼓室階……51
骨……150
骨芽細胞……150, 151
骨幹……150, 151
骨幹端……150, 151
骨巨細胞腫……188
骨細胞……150, 151
骨質……151
骨小柱……151
骨組織液……151
骨粗鬆症……192
骨端……150, 151
骨単位……150, 151
骨端線……150, 151
骨端軟骨……150
骨肉腫……186
骨膜……151
骨膜反応……186
骨膜肥厚……186
木葉様白斑……122
鼓膜……50, 51
鼓膜張筋……50
孤立リンパ小節……54
混合難聴……58

さ

細菌性角膜潰瘍……12
最小紅斑量……146
最上鼻甲介……53
最上鼻道……53
錯嗅……52
鎖骨下動脈……56
サルコイドーシス……22, 28

三叉神経……54
散瞳……2
三半規管……50, 51

し

耳介……51
視覚遮断性弱視……4
視覚伝達経路……2
視覚野……3
耳下腺混合腫瘍……92
耳下腺多形腺腫……92
耳管……50, 51, 52
耳管咽頭開口……53
耳管口蓋ヒダ……53
弛緩性水疱……136
耳管扁桃……54, 55
色素性乾皮症……146
色素性じんま疹……130
視交叉……2, 3
耳垢腺……51
篩骨篩板……53
視索……2, 3
耳小骨……50
視神経……2, 3
視神経管骨折……46
脂腺……104, 105
質問紙法……198
自動介助運動……153
自動性膀胱……230
耳鼻咽頭口……55
視放線……2, 3
シャーピー線維……151
弱視……4
斜視弱視……4
羞明……8
絨毛性腫瘍……256
縮瞳……2
手根管症候群……154
術後性頬部囊胞……76

術後性上顎囊胞……76
春季カタル……10
上咽頭……52, 55
上咽頭癌……88
正円窓……50
上顎癌……78
上顎洞……52
小視症……38
硝子体……2, 3
上唇……53
掌蹠膿疱症……140
常染色体優性囊胞腎……260
常染色体劣性囊胞腎……260
状態特性不安検査……198
情動脱力発作……216
常同の行動……218
小児自閉症……218
上鼻甲介……53
上鼻道……52, 53
上腕骨顆上骨折……170
食道……55
自律性膀胱……230
腎……224
腎盂尿管腫瘍……246
人格検査……198
神経因性膀胱……230
神経性食思不振症……214
神経線維腫症1型……120
腎細胞癌……244
滲出性中耳炎……60
尋常性乾癬……138
尋常性天疱瘡……136
真性尿失禁……228
振戦せん妄……202
腎と血管……225
腎囊胞……258
真皮……104, 105
じんま疹……114
心理検査分類……198

す

髄腔……151
水晶体……2, 3
水腎症……264
睡眠麻痺……216
スギ花粉……74
ステロイド白内障……16

せ

精細管……226, 227
精子……227
精子細胞……227
精娘細胞……227
精上皮腫……256
精神作業能力テスト……198
精神保健福祉法による入院形式……196
精巣……227
精巣腫瘍……256
精巣上体……226, 227
精祖細胞……227
成長軟骨板……150
精母細胞……227
毳毛……51
赤外線白内障……16
舌……54, 55
舌咽神経……54
石灰化骨基質……151
舌癌……80
接触皮膚炎……112
舌の神経支配……57
切迫性尿失禁……228
舌扁桃……54, 55
セミノーマ……256
前眼房……3
全身疾患に伴う白内障……16
前庭……50, 51
前庭階……51

前庭神経……51
前庭窓……50, 51
先天性股関節脱臼……172
先天性白内障……16
前頭洞……52, 53
前半規管……50
全般発作……220
前部篩骨蜂巣……52
前房蓄膿……12, 27
せん妄……201
前立腺……224, 225
前立腺癌……254
前立腺肥大症……252
線量当量……274

そ

双極性障害……204
早期離脱症候群……202
躁病エピソード……204
措置入院……196
ソンディテスト……198

た

ターンオーバー時間……104
大うつ病エピソード……206
対光反射……46
胎児性癌……256
大腿骨頸部骨折……190
大腿骨頭壊死症……180
大動脈弓……56
大理石骨病……164
唾液腺腫瘍……92
唾石症……94
他動運動……153
田中・Binet式……198
多発性囊胞腎……260
玉ねぎの皮様陰影……186

単純ヘルペスウイルス……14, 110
男性生殖器……226
淡明細胞……104
淡明細胞層……104, 105

ち

知覚麻痺性膀胱……230
竹節様脊椎……158
知能検査……198
中咽頭……55
中耳……50, 51
中心暗点……38
中心性漿液性網脈絡膜症……38
中毒性表皮壊死剥離症……116
肘内障……168
中鼻甲介……53
中鼻道……52, 53
中膜, 眼球……2
聴覚伝導路……50
蝶形骨洞……52, 53
張原線維……104
蝶篩陥凹・蝶形骨洞開口部……53
聴神経腫瘍……68
調節性内斜視……6
チロシナーゼ……106, 107
チロシン……107

つ・て

椎間板ヘルニア……160
ツチ骨……50, 51
ツングのうつ病自己評価尺度……198

停留精巣……266
デスモゾーム……104
伝音難聴……58
てんかん……220
てんかん発作……122

と

等運動性運動……153
投影法……198
瞳孔……2, 3
瞳孔括約筋……2
瞳孔散大筋……2
統合失調症……208
透光体……2
等尺性運動……153
等張性運動……153
糖尿病白内障……16
糖尿病網膜症……34
ドーパ……106, 107
ドーパ・キノン……107
トキソプラズマ症……22
特発性網膜剥離……42
徒手筋力テスト……152
トノフィブリル……104
トルコ鞍……53

な

内環状層板……151
内耳……50, 51
内耳神経……50
内斜視……6
内側直筋……3
内膜, 眼球……2
内毛根鞘……107
ナルコレプシー……216
軟口蓋……53

に・の

尿管……224
尿失禁……228
尿膜管癌……250
尿路結石……232
任意入院……196
認知症……200
認知症検査……198

脳血管性認知症……200
ノルウェー疥癬……134

は

肺炎球菌……12, 58
ハウスダスト……74
バウムテスト……198
白色瞳孔……44
白色皮膚描記症……108
白内障……16
白板症……80
破骨細胞……150, 151
馬蹄鉄腎……262
鼻茸……72
パニック障害……210
パニック発作……210
ハバース管……150, 151
ハミルトンうつ病評価尺度
　……198
はやり目……8
針状陰影……186
反回神経……56
半規管膨大部……50
半規管膨大部稜……50
晩期（放射線）障害……270
反響言語……218
反射性尿失禁……228
反射性膀胱……230
半デスモゾーム……104

ひ

鼻アレルギー……74
皮下組織……104, 105
鼻腔……52, 55
鼻限……53
皮質骨……150, 151
非精上皮腫……256
非セミノーマ……256
ヒゼンダニ……134
鼻前庭……53
鼻中隔彎曲症……70
鼻堤……53
皮膚……104
皮膚付属器……104
飛蚊症……28
鼻ポリープ……72
肥満細胞腫……130
肥満細胞症……130
表皮……104, 105
鼻涙管……52

ふ

プール熱……8
フェニルケトン尿症……106
フォルクマン管……150, 151
不穏……201
腹圧性尿失禁……228
匐行性角膜潰瘍……12
輻湊……6
副鼻腔……52
不同視弱視……4
ぶどう膜……2
ぶどう膜炎……22
部分発作……220
ブルドン抹消検査……198
文章完成法……198

へ

平衡聴覚器……50
併発白内障……16
ベックのうつ病自己評価尺度
　……198
ヘミデスモゾーム……104
ヘラルド斑……144
変形性股関節症……176
変形性膝関節症……178
変視症……38
扁桃……54
扁桃周囲膿瘍……84
扁桃肥大症……82
扁桃病巣感染症……86
扁桃マッサージ……86
ベントン視覚検査……198
扁平苔癬……142

ほ

膀胱……224, 225
膀胱癌……248
膀胱憩室……253
膀胱尿管逆流症……234
放射線業務従事者……272
放射線障害……270
放射線白内障……16
放射線防護の3原則……274
房水……2, 3
補充現象……64

ま・み・む

マイヤーのループ……3
慢性中耳炎……62

密封小線源核種……274
耳……50

脈絡膜……2, 3
三宅式……198
味蕾……54

無緊張性膀胱……230
霧視……16
無抑制膀胱……230

め

迷走神経……56
メラニン……107
メラニン生合成……106, 107
メラノーマ……128
メラノサイト……105, 106, 107
メラノゾーム……106
メラノファージ……106

も

毛幹……107
毛母……107
毛包……104, 105, 107
網膜……2, 3
網膜芽細胞腫……44
網膜色素変性症……36
網膜中心動脈閉塞症……32
網膜剥離……38, 42
網脈絡膜炎……22
毛様体……2, 3

毛様体小帯……3
モラクセラ……12

や・ゆ・よ

矢田部・Guilford 性格検査……198
夜盲……36

有棘細胞……104
有棘細胞癌……126
有棘細胞層……104, 105
有痛性知覚鈍麻……14
夕焼け状眼底……24

腰椎椎間板ヘルニア……160

ら

ラセン器……50, 51
ラセン靱帯……51
ラセン板縁……51
ラセン隆起……51
卵円窓……50
卵黄嚢腫瘍……256
濫集……200

り

リクルートメント現象……64

立毛筋……105
離人症状……210
粒起革様皮膚……122
流行性角結膜炎……8
良性発作性頭位眩暈症……66
両側反回神経麻痺……56
緑内障……18, 20
緑膿菌……12
輪状軟骨……57

る・れ・ろ

頬骨……151
頬天疱瘡……136

裂孔原性網膜剥離……42
レンサ球菌……58

老人性白内障……16
蝋片現象……138
ロールシャッハテスト……198

数字

I 型アレルギー……10, 74
1 次嗅覚中枢……53
1 次精母細胞……227
2 次精母細胞……227
IV 型遅延アレルギー……112
10 日則……274

欧文索引

A

Allis 徴候……172
Alzheimer 型認知症……200
Auspitz 現象……138

B

BAL……28
bamboo spine……158
Behçet 病……22, 26
Bender ゲシュタルトテスト……198
Birbeck 顆粒……104
Bourneville-Pringle 病……122

C

CAGE スクリーニングテスト……202
Celsus 禿瘡……132
cherry red spot……33
click 徴候……172
CMI……198
Codman 三角……186
Corti 器……50
Cushing 症候群……238

D・E・G・J

Darier 徴候……130
Dupuytren 拘縮……166

EB ウイルス……88

Gibert ばら色粃糠疹……144

Jackson の三角……57

K

Kaposi 水痘様発疹症……110
Köbner 現象……138, 142
Koenen 腫瘍……122

L

Langerhans 細胞……104
Langerhans 細胞組織球症……104
Lapides の分類……230
Lasègue 徴候……161
Leydig 細胞……226, 227
Lyell 型薬疹……116

M

MED……146
Meissner 小体……105
Ménière 病……64
Microsporum canis……132
Minnesota 多面人格検査……198
MMSE……198
Munro 微小膿瘍……138

N・O・P

Nikolsky 現象……116, 136

onion peel appearance……186

Perthes 病……174

PF スタディ……198
Phalen 徴候……154
Plummer-Vinson 症候群……90

R・S

Reissner 膜……51
Rovsing 徴候……262

Schlemm 管……3
Sertoli 細胞……226, 227
spicula……186

T

TEN 型薬疹……116
Tinel 徴候……154
Trendelenburg 徴候……172
Tzanck 試験……111, 136

V

Vater-Pacini 小体……105
Vogt-小柳-原田病……22, 24
Volkmann 拘縮……170
von Recklinghausen 病……120

W・Z

WAIS-Ⅲ……198
Waldeyer 咽頭輪……54, 55
Wickham 線条……142
WISCR-Ⅲ……198

Zinn 小帯……3

医師国家試験対策	コンパクト・マイナー・ノート

2008年9月8日　第1版第1刷発行

編　集	コンパクト・マイナー・ノート編集委員会
発行所	株式会社　医学評論社
	東京都新宿区百人町 1-22-23
	新宿ノモスビル 4F
	郵便番号　169-0073
	電話　03(5330)2441（代）
	FAX　03(5389)6452
	URL http://www.igakuhyoronsha.co.jp/
印刷所	三報社印刷株式会社

ISBN 978-4-87211-892-6　C3047